LE
POLARIMÈTRE HOFMANN

A FRANGES

SON EMPLOI COMME SACCHARIMÈTRE ET DIABÉTOMÈTRE

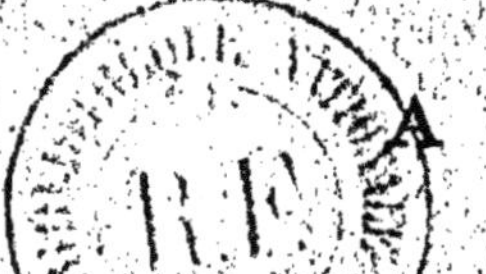

INSTALLATION DU LABORATOIRE

TRAITÉ PRATIQUE

D'ANALYSES OPTIQUE ET MÉLASSIMÉTRIQUE DES MATIÈRES SACCHARINES

PAR

HENRY SOUCLIER

PARIS

A L'INSTITUT D'OPTIQUE DU DOCTEUR J. G. HOFMANN

3, RUE DE BUCI, 3

1876

LE POLARIMÈTRE HOFMANN

A FRANGES

Paris. — Imprimerie Gauthier-Villars, 55, quai des Grands-Augustins

LE
POLARIMÈTRE HOFMANN
A FRANGES

SON EMPLOI COMME SACCHARIMÈTRE ET DIABÉTOMÈTRE

INSTALLATION DU LABORATOIRE

TRAITÉ PRATIQUE

D'ANALYSES OPTIQUE ET MÉLASSIMÉTRIQUE DES MATIÈRES SACCHARINES

PAR

HENRY SOUCLIER

PARIS

A L'INSTITUT D'OPTIQUE DU DOCTEUR J.-G. HOFMANN

3, RUE DE BUCI, 3

—

1876

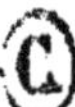

AVANT-PROPOS

Les traités de saccharimétrie qui ont paru jusqu'ici sont peut-être un peu savants ; l'élévation du caractère scientifique de leurs auteurs s'est trop reflétée dans leurs écrits ; nous exprimons ici une opinion personnelle ; la pratique n'a-t-elle pas été un peu sacrifiée à la théorie ?

Il en est résulté que nombre de fabricants, dégoûtés dès leurs premiers essais, dans lesquels ils se trouvaient insuffisamment guidés, n'ont plus eu recours à l'analyse de leurs produits et se sont ensuite refusés à toute expérience ayant un caractère scientifique, pour ne pas éprouver de nouveaux mécomptes.

Les perfectionnements apportés dans certaines fabriques, l'élévation des droits fiscaux devraient cependant ouvrir les yeux du plus grand nombre. Les fabricants de sucre de cannes des colonies ont fini par s'apercevoir que la science avait du bon, et ils commencent à prendre à la vieille Europe son outillage et ses méthodes perfectionnées. Nos fabricants pourront-ils toujours lutter contre le rendement croissant des colonies ? Nous croyons que bien des usiniers ne le pourront pas, s'ils ne se servent pas de méthodes qui les mettent à même d'apprécier tant leurs rendements probables par l'analyse des matières premières qu'ils veulent acheter, que les accidents qui peuvent leur survenir en cours de fabrication.

Combien d'usines montées à grands frais n'ont récolté que des salins et pas de sucre, faute d'avoir fait déterminer les coefficients salins des racines qu'ils employaient.

Nous diviserons ce travail en trois parties : le laboratoire, les procédés opératoires, les tables pour l'analyse optique dans les lumières blanche et homogène des sucrés de canne et de diabète.

Nous nous servirons exclusivement du polarimètre Hofmann à franges, parce que les autres saccharimètres ont le grave défaut d'exiger beaucoup de lumière, de nécessiter la décoloration presque absolue des liqueurs qui leur sont soumises, ce qui fait perdre du temps.

Ces appareils demandent aussi une plus grande habitude de la part des opérateurs pour amener les deux moitiés du disque illuminé à une même coloration (saccharimètre Soleil), à une teinte uniforme (saccharimètre à pénombres).

Ajoutons que le polarimètre Hofmann n'est pas seulement construit en vue des expériences saccharimétriques, mais encore d'expériences sur toutes substances liquides ou transparentes à l'état solide qui dévient le plan de polarisation.

Les deux graduations donnent, l'une : la valeur, au décigramme près, du sucre contenu dans un litre de dissolution. La deuxième graduation donne en même temps, en degrés et fractions de degré, à la minute près, la valeur de l'angle de rotation de la dissolution. Elle permet aussi quatre répétitions des angles de polarisation par chaque tour entier du limbe. L'appareil offre donc les mêmes avantages que le cercle répétiteur dans les expériences qui exigent une précision mathématique.

Le polarimètre Hofmann est d'une sensibilité extrême pour *toutes les vues* ; il nous présente un phénomène facile à constater : apparition ou disparition instantanées de franges colorées (dites franges de Savart) dans le champ de l'instrument. Le lecteur en trouvera la description détaillée au chapitre *Laboratoire*. Disons cependant ici que cette extrême sensibilité tient à l'adaptation à l'instrument du polariseur spécial inventé par M. Hofmann. Disons encore, bien que cela ne fasse pas partie de notre programme, que M. Hofmann construit des prismes polariseurs de son système de dimensions inconnues jusqu'ici, laissant passer d'énormes faisceaux de lumière polarisée.

Le premier instrument de ce genre avait été construit en 1864 par M. Hofmann, sur une idée qui lui avait été suggérée par M. le professeur Wild, de Berne, alors qu'il construisait pour lui la partie optique de son photomètre. M. Hofmann, par l'adaptation à l'instrument primitif de son polariseur spécial, en a fait un instrument sans rival.

La Commission réunie en 1867 à Cologne, par ordre du ministre du commerce d'Allemagne, sous la présidence du profess' Landolt, jugeant contradictoirement avec les autres appareils du même genre le polarimètre Hofmann, a cru devoir lui décerner la palme.

Les grandes usines d'Angleterre, d'Allemagne, de Belgique et de Hollande l'ont adopté à l'exclusion de tout autre, et les demandes qui sont adressées journellement à l'inventeur par les grands propriétaires de l'Amérique du Sud et des Antilles témoignent des bons résultats obtenus à l'aide de son instrument (1).

Nous avons donc cru devoir baser ce modeste traité sur les résultats que donne le polarimètre Hofmann; comme nous le disions plus haut, nous chercherons à faire de la science ouverte, sans théorie, expliquant les procédés opératoires tels que nous les pratiquons nous-même au laboratoire de M. Dubrunfaut, tout simplement comme si nos lecteurs ne les avaient jamais pratiqués eux-mêmes,

---

(1) Le saccharimètre Hofmann a naturellement obtenu les honneurs de la contrefaçon. Aucun instrument ne doit être accepté s'il ne porte la signature et l'adresse du docteur Hofmann, rue de Buci, 3, l'inventeur refusant d'accepter la paternité d'appareils qu'il n'a ni construits ni soumis aux plus sévères épreuves avant de les livrer au public.

trop heureux si les renseignements purement pratiques qui vont suivre leur faisaient sentir le besoin de se livrer d'une façon continue à l'analyse de leurs produits; nos fabricants ne peuvent qu'y gagner de toutes manières et la production générale aussi.

Qu'il nous soit permis en terminant cet avant-propos de payer ici une dette de reconnaissance à ceux qui ont bien voulu nous aider dans l'accomplissement de notre travail.

Nous avons déjà nommé M. Dubrunfaut; qu'il nous soit permis de citer à côté du savant modeste qui, toujours sur la brèche depuis cinquante-cinq ans, a tant contribué à la prospérité de l'industrie sucrière, qu'il nous soit permis de citer le nom de M. Leplay, son collaborateur et ami, le créateur de ces distilleries qui réalisent au point de vue sucrier cet axiome d'économie politique : « Dans un État bien organisé, rien ne se perd; le résidu le plus dédaigné, convenablement traité, peut devenir la source de grandes richesses. »

H. Souclier.

LE

POLARIMÈTRE HOFMANN

A FRANGES

Installation et outillage d'un laboratoire pour les analyses de sucres et des matières susceptibles de produire du sucre.

En règle générale, les fabricants feront toujours bien d'approprier deux pièces à l'installation du laboratoire.

Dans l'une, on placera le saccharimètre, les balances, les instruments susceptibles d'être détériorés par l'humidité et les vapeurs acides.

Dans l'autre pièce, les fourneaux, l'évier à lavages, la table où se feront les solutions et les filtrations, l'étuve, tout ce qui peut dégager de l'humidité ou des vapeurs.

Le laboratoire où l'on opère le mieux est celui qui est tenu dans le plus grand ordre; la propreté dans la manière d'opérer est le plus sûr moyen de faire bien, en peu de temps et sans avoir besoin de recommencer.

Le saccharimètre Hofmann n'exige pas l'emploi d'un appartement complétement obscur, car l'éclairage est très-intense et le phénomène physique très-facile à constater. Si les opérateurs voulaient cependant observer dans l'obscurité, voici l'installation que nous leur conseillerions.

Le saccharimètre serait placé près d'une fenêtre complétement recouverte de papier noir, sauf en un point où l'on ménagerait un petit volet en carton noir que l'on ouvrirait selon les besoins, pour lire la graduation du limbe par exemple.

L'observateur pourrait aussi s'isoler du reste de la pièce par une cloison ou des rideaux suffisamment opaques pour ne pas subir l'influence de la lumière extérieure.

Dans la même pièce, là ou les balances bien d'aplomb, une table à côté pour déposer les capsules et les échantillons sur lesquels on veut prélever des pesées, une armoire pour les objets précieux, capsules de platine, thermomètres, produits de valeur.

Dans la deuxième pièce, les fourneaux et l'étuve sur un bâti à hauteur d'appui disposé contre un mur; au-dessus, une hotte qui tire bien pour éviter les vapeurs acides ou l'odeur du charbon.

Une grande table ou des planches sur des tréteaux pour les filtrations, les dissolutions.

Une autre table pour déposer les objets dont on n'a plus besoin, car il faut toujours éviter l'encombrement.

Une fontaine au-dessus d'un évier pour les lavages.

Un réservoir à eau distillée sur des tréteaux.

La presse à balancier solidement boulonnée sur un fort bâti de bois, une petite table au-dessous pour les vases où l'on recueille les jus.

La verrerie disposée sur des planches en étagère.

Sous la table d'opération, un bac en faïence pour vider les liquides et jeter les filtres qui ne servent plus.

Ne jamais oublier de remettre en place les ustensiles dont on se sera servi, après les avoir nettoyés; pas de poussière ni de résidus d'opérations sur les tables : un laboratoire doit être tenu comme un salon.

Détail et description des ustensiles et accessoires indispensables.

Le polarimètre Hofmann.
La balance.
Les fourneaux.
L'étuve.
La presse.
L'alambic.
Les produits chimiques.
La verrerie et les accessoires.

Le polarimètre.

Le polarimètre Hofmann peut servir au   age de tous les corps solubles qui dévient le plan de polarisation so.. à droite, soit à gauche; il peut servir aussi à déterminer les angles de polarisation de toutes substances solides transparentes, taillées en plaque à faces parallèles et

LE POLARIMÈTRE HOFMANN

A FRANGES

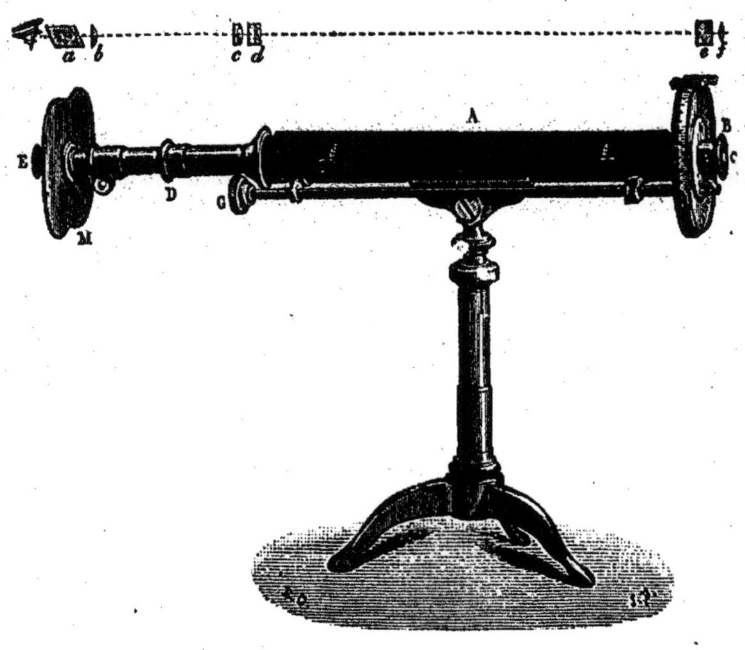

LÉGENDE

A, chambre noire.
B, tube contenant le polariseur.
C, lentille collectrice de lumière.
D, tube du polariscope.
E, œilleton.
U, crémaillère faisant mouvoir le limbe.
M, abat-jour.

a, prisme de Nicol.
b, lentille oculaire.
c, lentille objectif.
d, producteur des franges.
e, polariseur.
f, lentille collectrice de lumière.

qu'on placera dans sa chambre noire en les maintenant au moyen d'un peu de cire, les faces parallèles exactement perpendiculaires à l'axe de l'appareil.

L'instrument se compose d'un corps A (voir la planche ci-contre) formant chambre noire, s'ouvrant et se fermant à volonté au moyen d'un recouvrement à charnières et dans lequel on place les tubes remplis des matières dont on veut connaître la richesse en sucres de canne ou de diabète si l'on emploie l'instrument comme saccharimètre ou diabétomètre.

A l'une des extrémités de la chambre noire, et du côté que l'on dirige vers la lumière, est un autre tube B plus petit renfermant le polariseur, construction spéciale de M. Hofmann; l'extrémité libre C de ce tube est munie d'une lentille collectrice de lumière.

A l'autre extrémité, et du côté de l'observateur, un autre tube D renfermant le polariscope.

Tout à l'extrémité E, l'œilleton contre lequel l'observateur applique l'œil, l'analyseur, l'oculaire suivi d'un réticule formé de deux fils en croix de Saint-André que chaque opérateur doit d'abord s'attacher à mettre au point au moyen d'une petite crémaillère spéciale, puis la lentille objective achromatique qui forme lunette avec la lentille oculaire, enfin la double lame de spath donnant les franges colorées de Savart.

Une crémaillère G à longue tige placée du côté du système oculaire permet à l'observateur de faire tourner un limbe placé à l'autre extrémité de l'appareil ; ce limbe est divisé en $\frac{1}{2}$ degrés ; un vernier indique les $\frac{1}{30}$ de $\frac{1}{2}$ degré ou la minute d'arc.

Les dimensions du limbe sont telles que sa lecture peut facilement être faite à la vue simple ; une loupe est du reste jointe à chaque instrument.

Supposons que le zéro du limbe et celui du vernier coïncident, l'observateur a tourné la crémaillère qui fait mouvoir le limbe, le limbe a tourné et la coïncidence n'existe plus, de combien de degrés ou fractions de degré le limbe a-t-il tourné ?

Pour lire la graduation, on regarde si le zéro du vernier correspond à une division du limbe; si oui, on note le chiffre de cette division ; si non, on regarde si la division *la plus rapprochée* du zéro du vernier est à droite ou à gauche de ce zéro et l'on note de ce côté quelle est la division du vernier qui coïncide le plus exactement avec une division quelconque du limbe (fig. 1) (1).

---

(1) Les figures 1 et 3 à 17 sont extraites de la notice sur les instruments de précision de M. J. Salleron, qui les a mises à notre disposition avec une complaisance dont nous le remercions bien vivement.

Le vernier ayant 30 divisions de chaque côté du zéro, divisions dont la longueur totale correspond à la longueur de 29 divisions du limbe, chaque division est de $\frac{1}{30}$ plus petite que celles du limbe; si donc, soit à droite

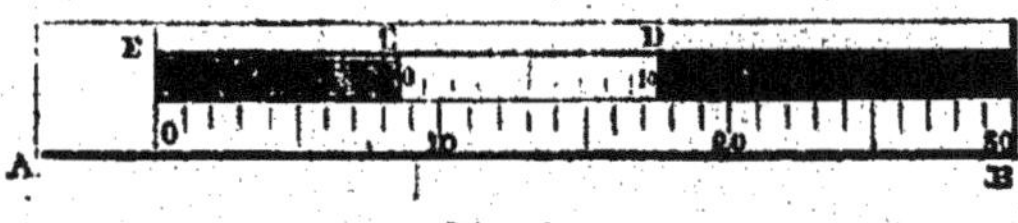

Fig. 1.

soit à gauche, une division du vernier correspond par exemple à la 17ᵉ division du limbe à partir du zéro, c'est qu'il y a entre ce zéro et la division du limbe un espace de 17 fois $\frac{1}{30}$ de division ou $\frac{17}{30}$ de division; or, le limbe est partagé en demi-degrés; ces $\frac{1}{30}$ de demi-degré représentent donc des minutes; on lira : le nombre de degrés et demi-degrés inscrit avant le zéro du vernier, plus $\frac{17}{30}$ de demi-degré ou 17 minutes.

Un peu d'habitude fera plus que toutes nos explications.

Supposons maintenant l'appareil non réglé au zéro, l'observateur commencera par placer un tube rempli d'eau distillée dans la chambre noire,

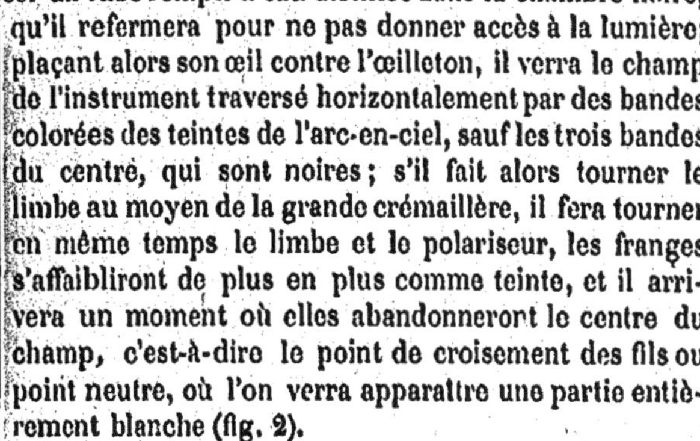

qu'il refermera pour ne pas donner accès à la lumière; plaçant alors son œil contre l'œilleton, il verra le champ de l'instrument traversé horizontalement par des bandes colorées des teintes de l'arc-en-ciel, sauf les trois bandes du centre, qui sont noires; s'il fait alors tourner le limbe au moyen de la grande crémaillère, il fera tourner en même temps le limbe et le polariseur, les franges s'affaibliront de plus en plus comme teinte, et il arrivera un moment où elles abandonneront le centre du champ, c'est-à-dire le point de croisement des fils ou point neutre, où l'on verra apparaître une partie entièrement blanche (fig. 2).

Fig. 2.

Il réglera alors par de petits mouvements en arrière et en avant la perfection du point neutre: c'est le point zéro.

Si l'observateur place alors dans l'appareil un tube non plus rempli d'eau distillée, mais d'une dissolution ayant un pouvoir rotatoire, il verra reparaître les franges colorées avec plus ou moins d'intensité et il devra faire tourner le limbe d'un certain nombre de degrés et de fractions de degré pour rétablir son point neutre.

Supposons que le limbe ait tourné de 18°, nous verrons aux procédés opératoires ce qu'indique ce nombre au point de vue de la richesse en sucre de la dissolution contenue dans le tube.

Mais, continuant l'explication de la manœuvre de l'appareil, voyons ce qui arriverait si l'observateur, après avoir noté ses 18°, continuait à faire tourner le limbe, *partant le polariseur*, dans le même sens, tout en gardant l'œil à la lunette.

L'observateur verra reparaître les franges; elles atteindront un maximum d'intensité, s'affaibliront, jusqu'à ce qu'enfin le point neutre se trouve encore rétabli ; s'il note la graduation du limbe à ce moment, il verra que le limbe a marché de 90° environ, peut-être exactement, peut-être en plus ou en moins ; l'observateur a noté la graduation, il continue à faire mouvoir le limbe, toujours dans le même sens, les mêmes phénomènes se reproduisent, le limbe est à 180° environ ; il recommence, le limbe est vers le 270° degré ; encore une fois, le limbe est revenu à peu près au zéro de l'échelle ; le phénomène s'est donc présenté 4 fois dans le tour d'un cercle ; mais si l'observateur a noté exactement les 4 positions où le point neutre a été rétabli, il n'aura qu'à prendre la moyenne des 4 observations s'il veut obtenir une plus grande exactitude.

Dans la pratique, l'on ne se livre pas habituellement à ces séries d'observations ; il pourrait cependant arriver, surtout dans les commencements, qu'un observateur craignît de se tromper ; il fera bien alors de se livrer à quelques répétitions d'angles et de prendre la moyenne du nombre d'observations (1) ; c'est un excellent moyen de se former à la pratique de l'instrument, d'y avoir confiance en un mot, car les différences entre deux observations étant toujours fort petites si l'on a bien opéré, on se donne par leur comparaison la preuve de son bien ou mal opérer.

M. Hofmann a apporté à ses nouveaux instruments une heureuse modification.

Le limbe porte une deuxième graduation gravée sur son autre tranche ; cette graduation, dont le zéro correspond à celui de la division en degrés, indique la quantité de grammes de sucre contenue dans un litre de liquide, à droite du zéro pour le sucre cristallisable, à gauche pour le sucre incristallisable. Un deuxième vernier permet de mesurer les $\frac{1}{10}$ de

---

(1) Il est bien entendu que l'opérateur prendra autant d'observations avec le tube vide ou plein d'eau distillée qu'avec le tube plein de la liqueur sucrée. Supposons qu'il a trouvé :

	Tube vide.	Tube plein.
1re observation...	0° 0'	21° 2'
2e — ...	90° 4'	111° 1'
3e — ...	180° 2'	201° 5'
4e — ...	270° 6'	201° 4'
Totaux partiels...	540° 12'	624° 12'
Soustrayant...		540° 12'
Il vient.......		84° »

et 84° divisés par 4, nombre d'observations, donnent 21°. La moyenne des observations est 21°.

gramme (1). L'appareil jouit donc du double avantage d'indiquer directement les teneurs en sucre par une seule opération, et de répéter les
observations pour les recherches qui demandent une grande exactitude.

La balance.

Le laboratoire sera muni d'une balance de précision sensible au milligramme au moins (fig. 3). On aura de plus une deuxième balance moins

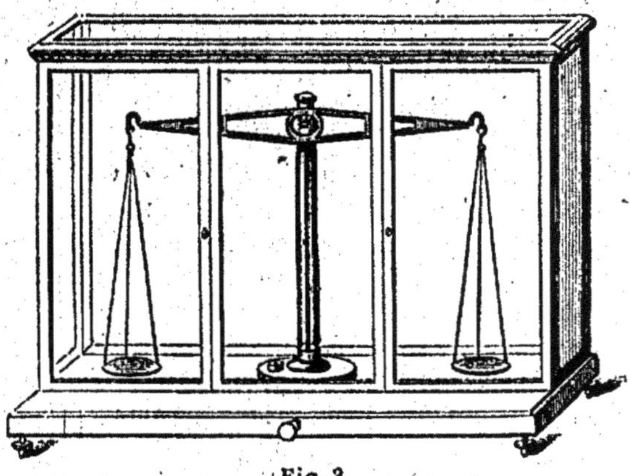

Fig. 3.

sensible pour les fortes pesées; le système Roberval est des plus com-
modes.

La balance doit être établie sur une table solide et à l'abri des secous-
ses involontaires; on règlera la bulle du niveau au moyen des trois vis
calantes, de façon qu'elle occupe le petit cercle gravé au centre du niveau; on sera donc assuré qu'elle est bien d'aplomb.

Ne jamais laisser ouvertes les portes de la cage qui entoure la balance
lorsqu'on ne s'en sert pas; les refermer en service lorsqu'on a ajouté ou
retiré quelque poids; il faut éviter les agitations de l'air.

Entretenir dans la cage une petite soucoupe de porcelaine renfermant
des morceaux de chaux vive pour absorber l'humidité, qui oxyderait les
parties construites en acier.

Une balance, si bien faite qu'elle soit, n'a jamais ses deux bras mathé-

(1) En effet, chaque division du limbe indique $2^{gr},5$ de sucre; le vernier est au
$\frac{1}{25}$, et $\frac{2^{gr},5}{25} = 0^{gr},1$; l'appareil donne donc, au décigramme près, la quantité de
sucre contenu dans un litre de liqueur sucrée.

matiquement égaux; une bouffée d'air chaud sur un de ces bras peut le dilater plus que l'autre; en thèse générale, il faut *toujours* avoir recours à la méthode de la double pesée.

Supposons que nous voulions peser dans une capsule de platine 5 grammes de mélasse destinée à l'incinération.

La capsule, bien propre et bien *sèche*, sera placée sur un des plateaux de la balance *avec un poids de 5 gr.*; on rétablira l'équilibre en ajoutant dans une petite capsule de verre, placée sur l'autre plateau, de la grenaille de plomb, de la planure de cuivre jusqu'à ce que l'aiguille de la balance soit devenue stationnaire au milieu de la lame graduée sur laquelle elle se meut.

Nous avons donc en réalité fait équilibre à la capsule de platine, plus à un poids de 5 grammes. Otant ce poids, nous le remplacerons dans la capsule de platine par une certaine quantité de mélasse jusqu'à parfaite horizontalité du fléau; il est bien évident que nous aurons pesé exactement 5 grammes de mélasse, puisque nous aurons substitué cette mélasse à un poids de 5 grammes.

L'opération est un peu plus longue dans la pratique; en effet, nous aurons tâtonné dans la première série de l'opération, en ajoutant trop ou pas assez de grenaille pour faire équilibre à la capsule augmentée de son poids de 5 grammes. N'oublions pas que, toutes les fois que l'on a à ajouter de la grenaille pour faire équilibre, il faut soulever le fléau de la balance; si l'on n'avait pas cette précaution, les chocs légers produits en mettant des poids dans le plateau finiraient par émousser l'arête du couteau, et la balance perdrait peu à peu sa sensibilité.

Il faut tourner la vis en sens inverse pour dégager le fléau, et ainsi de suite jusqu'à ce que l'équilibre soit bien établi.

Nous userons des mêmes précautions lorsque nous remplacerons notre poids de 5 grammes par de la mélasse; on fera de petits rouleaux de papier avec lesquels on enlèvera ou ajoutera de très-petites quantités de mélasse, jusqu'à ce que l'équilibre soit de nouveau rétabli.

Prendre bien garde de salir ou mouiller les plateaux de balance; si le fait se produisait, soulever le fléau, enlever le plateau et l'essuyer *avec précaution*.

Si l'on pèse du sucre, on enlèvera l'excédant ou l'on rajoutera de la matière au moyen d'une petite pince, toujours avec la même précaution de relever le fléau et de le redescendre doucement à chaque période de la pesée.

Les fourneaux.

Nous préférons l'emploi du gaz d'éclairage à celui du charbon pour le chauffage.

On construit différents modèles de fourneaux pour ces deux modes de ⟨…⟩ ⟨…⟩tage ; l'opérateur fera son choix d'après ses préférences ou selon qu'il y sera forcé, si le gaz manque dans la localité qu'il habite.

Il existe des fourneaux au gaz de différents modèles, mais tous construits sur ce principe de n'enflammer le gaz d'éclairage qu'après l'avoir mélangé avec une certaine quantité d'air atmosphérique ; les fourneaux auront un ou plusieurs tubes abducteurs de gaz, seront disposés en long ou en cercle ; mais le mécanisme de chaque tube est le suivant :

Un tube fixé sur un socle de fonte communique par une tubulure munie d'un robinet avec la conduite de gaz (on les réunit avec un tube de caoutchouc (fig. 4); un deuxième tube excentrique au tube fixe et mobile autour de lui porte un trou correspondant à un autre trou percé dans le tube fixe et à la même hauteur; on fait tourner le second tube avec la main, on met en correspondance plus ou moins complète les deux trous (il y a généralement deux trous en face l'un de l'autre dans le sens du diamètre du tube fixe); ouvrant alors le robinet abducteur du gaz, on allume le tube, après avoir attendu une ou deux secondes pour que le gaz et l'air se soient bien mélangés dans le tube; sans cette précaution, le gaz pourrait brûler dans l'intérieur du tube, ce qui donnerait une chaleur insuffisante; en outre, le mélange d'air et de gaz n'étant pas complet,

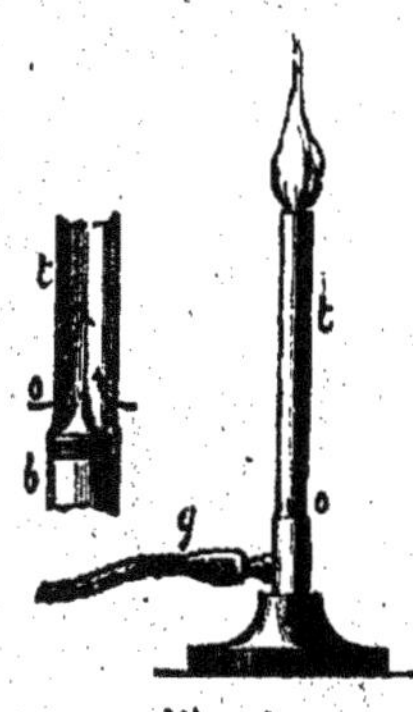

Fig. 4.

le carbone du gaz, brûlé incomplétement, se déposerait sur les vases à chauffer, ce qui rendrait les pesées inexactes.

On remédie à cet inconvénient soit en éteignant le bec et le rallumant après avoir attendu quelques secondes, soit en fermant un instant avec les doigts les trous à air; le gaz s'éteint dans l'intérieur et brûle régulièrement à l'issue du tube. La flamme insuffisamment mélangée d'air brûle du reste avec une flamme jaune.

On règle sa chaleur en tournant le tube mobile, de façon que les trous laissent passer plus ou moins d'air; on règle de même l'arrivée du gaz au moyen du robinet.

On fabrique des supports munis d'un plus ou moins grand nombre de ces tubes, suivant l'effet que l'on veut produire. Il y en a d'isolés, d'autres dont les tubes sont disposés en ligne droite ou en cercle.

Pour les besoins du petit laboratoire que nous décrivons, il suffira de deux appareils isolés à un seul tube, dont l'un sera plus large que l'autre lorsque l'on a besoin d'une grande surface de chauffe.

Il faudra de plus un appareil à quatre ou cinq tubes sur une même ligne pour chauffer le fourneau à moufle ; deux appareils à couronne percés de deux rangées circulaires de trous, un pour les évaporations et l'autre pour l'étuve.

On aura aussi deux plaques de tôle percées d'un trou circulaire dans leur centre pour poser les capsules à éva-porer (fig. 5).

Le bec circulaire est entouré d'une che-mise de tôle sur laquelle on met une de ces plaques avec une capsule, en réglant bien sa flamme ; la capsule n'est en quelque sorte chauffée que par un courant d'air chaud, et on évite un bouillonnement trop vif qui projetterait de la matière et rendrait l'analyse inexacte.

Le fourneau à moufle se compose d'un revêtement de terre cuite ayant trois ou-vertures.

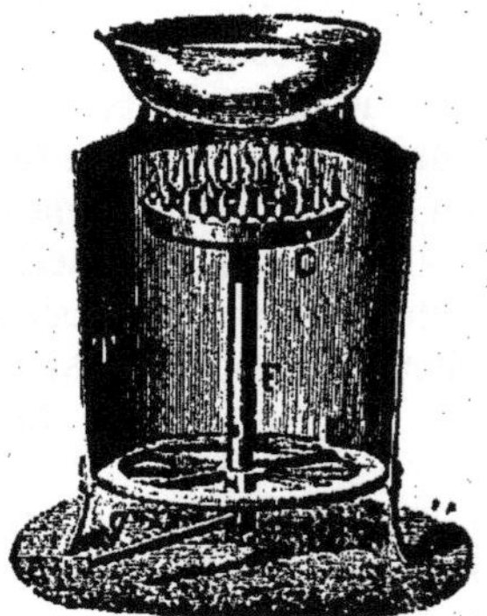

Fig. 5.

La première, creusée longitudinalement sous la base du fourneau, permet l'introduction du système de tubes à air pour chauffer la moufle.

La deuxième, munie d'une porte, sert à introduire les capsules dans la moufle.

La troisième, située dans le dôme de l'appareil, sert de cheminée d'appel ; il est bon de la garnir d'un tube supplémentaire (si le fourneau n'est pas déjà en communication lui-même avec une cheminée), afin d'éviter les vapeurs acides qui se dégagent dans les incinérations avec adjonction d'acide sulfurique.

La moufle est une plaque recouverte d'un toit demi-circulaire ; un côté seulement est fermé, l'autre est ouvert pour l'introduction des capsules. La moufle porte généralement deux fentes longitudinales assez étroites pour éviter l'introduction de matières étrangères, tout en permettant un libre dégagement des gaz et vapeurs. Le tout est en terre cuite ; on doit en avoir de rechange, car elles se fendent quelquefois.

Si le gaz manque, on se servira des fourneaux à charbon ordinaires, fourneau à moufle (fig. 6), fourneau à bassine (fig. 7).

2

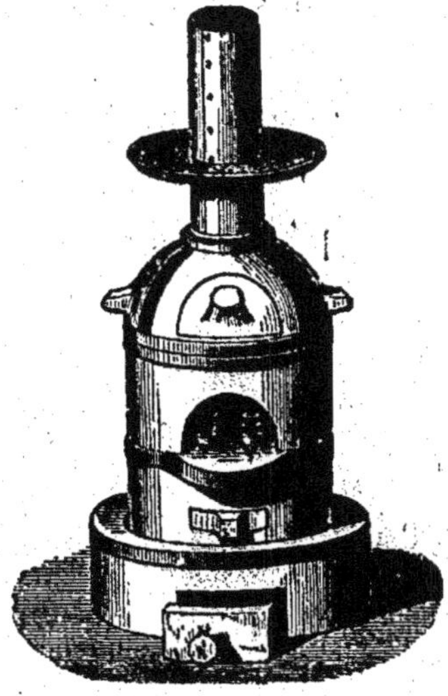

Fig. 6.

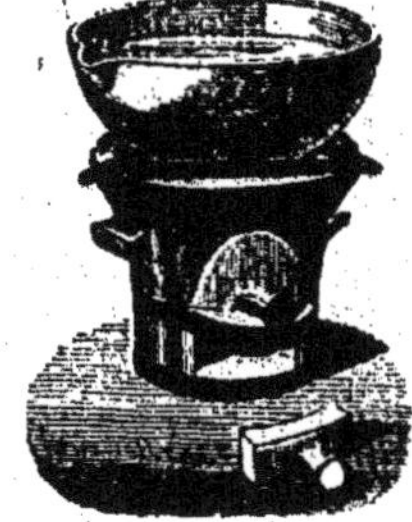

Fig. 7.

L'étuve.

L'étuve est une boîte cubique formée d'une double enveloppe dans laquelle on met de l'huile ou du sable fin (fig. 8). L'intérieur, vide, porte une ou deux planchettes pour poser les capsules contenant les liquides à évaporer ou les matières à dessécher. L'étuve est munie d'une porte.

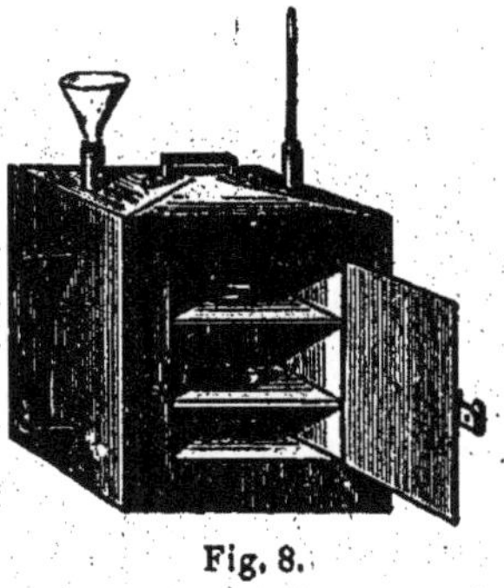

Une ouverture pratiquée au sommet de l'étuve permet l'introduction d'un thermo-mètre à mercure, qu'il faut consulter de temps à autre pour régler l'arrivée du gaz selon la température nécessaire ; ainsi, l'on ne dépassera pas 110° pour dessécher un sucre dont on veut connaître la teneur d'eau. Une température plus élevée fausserait le titre, car le sucre se décomposerait en se caramélisant.

Fig. 8.

La presse à balancier.

On met les substances dont on veut extraire le jus dans le petit seau en métal, on tourne la vis au moyen du balancier, le jus s'échappe à travers les interstices ménagés dans le seau et coule par une rigole spéciale dans le vase où l'on veut le recueillir (fig. 9).

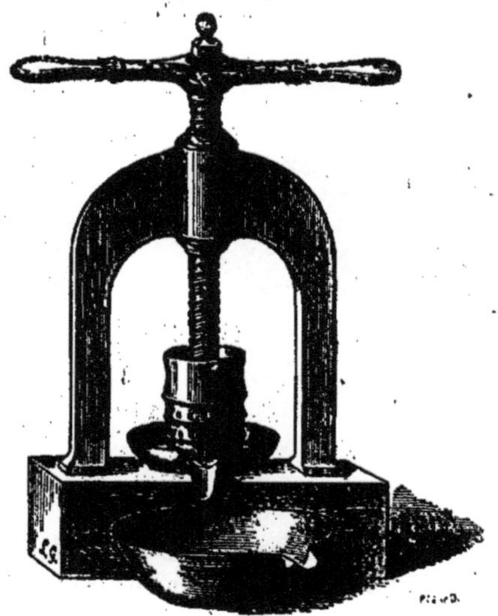

Fig. 9.

Ménager ses pressions, ne pas donner immédiatement toute sa force, agir en deux ou trois fois, à quelques minutes d'intervalle.

Quelle force une presse est-elle susceptible de donner en raison de sa dimension ? L'opérateur pourra se baser sur les chiffres qui suivent :

Soit une presse dont le balancier aurait $0^m,40$ de longueur; le cercle que décrirait ce balancier, si on lui faisait décrire un tour entier, a pour mesure $0,40 \times 3,1416$, rapport du diamètre à la circonférence; $0,40 \times 3,1416 = 1256^c,64$.

Si ce balancier agit sur une vis dont le pas soit de $0^m,01$, cette vis parcourra dans le même espace de temps $0,01 \times 3,1416$, soit $0^m,031416$; or $\frac{1256,64}{3,1416} = 400$.

Si nous exerçons avec les deux mains appliquées aux deux extrémités du balancier une force de 50 kil., nous aurons $400 \times 50 = 20,000$; on pourra exercer sur la tige filetée une pression totale de 20,000 kil.; mais si nous supposons que le piston qui termine la vis et presse sur les matières dont on veut extraire le jus a 0,06 de diamètre, sa surface est donc de 28cq,2744, et $\frac{20314,45}{28,2744}$ = 707 kil. 35; c'est la pression exercée par centimètre carré de surface. On voit qu'une pareille presse est plus que suffisante; cette pression est supérieure à celle qu'exercent les plus forts moulins de sucrerie.

L'alambic.

On fera bien de se procurer un petit alambic Salleron pour apprécier soi-même les rendements en alcool de ses mélasses et de ses eaux d'exosmose, alors qu'elles ne peuvent plus produire de sucre cristallisable (fig. 10).

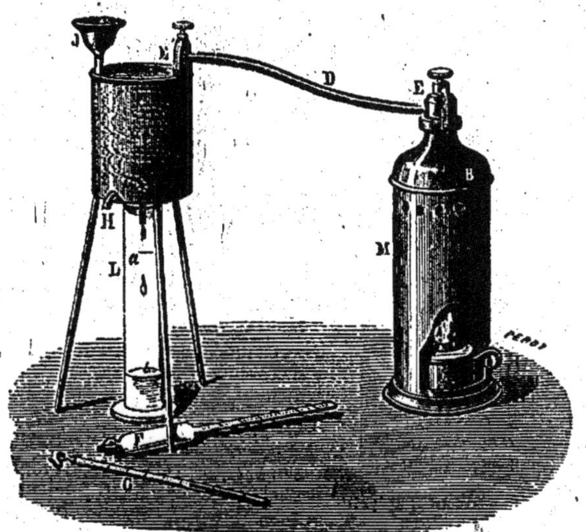

Fig. 10.

Cet appareil est trop connu pour que nous ayons à en faire la description. On se reportera à la méthode explicative jointe à l'appareil. (Voir aux *Procédés opératoires* pour l'analyse au point de vue sacchari-métrique.)

Les produits chimiques.

Acide sulfurique pur monohydraté.
—   chlorhydrique pur.
—   azotique pur.
Sous-acétate basique de plomb.
Noir animal en grains lavé 1er choix.
Papiers rouges et bleus de tournesol
Teinture de tournesol.

Composition des réactifs les plus employés en saccharimétrie.

Liqueur normale d'acide sulfurique.

Acide sulfurique pur monohydraté, 100 gr.
Ajouter 900 centimètres cubes d'eau distillée, et, après refroidissement de la liqueur, compléter en versant de l'eau distillée avec précaution, jusqu'à ce que le volume soit de 1 litre juste, à la température de 15°.
On examine la température du mélange au moyen d'un thermomètre dans la dernière phase de l'opération.

Liqueur décime d'acide sulfurique.

Prendre 100 centimètres cubes de la liqueur précédente, compléter à un litre avec eau distillée en observant les mêmes précautions.

Liqueur normale de soude.

Faire dissoudre 63^{gr}26 de soude caustique pure dans l'eau distillée; mettre le volume à 1 litre, à la température de 15°.

Liqueur décime de soude.

Prendre 100 centimètres cubes de la liqueur précédente, compléter à 1 litre à la température de 15°.

SOLUTION DE SAVON POUR LE DOSAGE DE LA CHAUX.

Savon amygdalin (savon médicinal obtenu en faisant digérer à froid 1 kil. lessive de soude à 38° avec 2 kil. huile d'amandes douces ajoutés peu à peu dans un vase non métallique).

Savon amygdalin desséché à l'étuve........ 18 gr.
Alcool à 96°. 576
Eau distillée., ... 360

Un centimètre cube de cette liqueur, dont 1 volume équivaut à ½ volume de la liqueur hydrotimétrique de MM. Henry et Boutron, décèle dans une liqueur la présence de :

Chaux, ... 0,00011400
Chlorure de calcium 0,00022599
Sulfate de chaux. 0,00027690
Carbonate de chaux..... 0,00020359
Bicarbonate de chaux. ... 0,00029300
Magnésie 0,00008140
Chlorure de magnésium... 0,00010339
Sulfate de magnésie cristal. 0,00050080

LIQUEUR D'AZOTATE D'ARGENT.

Faire dissoudre 47^{gr},89 d'azotate d'argent pur et sec dans eau distillée, en complétant le volume à 1 litre à la température de 15°.

Un centimètre cube précipite 0^{gr},01 de chlore.

Renfermer la liqueur dans un flacon recouvert de papier noir pour éviter la décomposition du sel par la lumière.

LIQUEUR DE FEHLING POUR LE DOSAGE DES GLUCOSES.

Faire à part : 1° Sulfate de cuivre pur cristallisé. . 40 gr.
Eau distillée................. 160 c. c.

2° Soude caustique.......... 150 gr.
Tartrate neutre de potasse. . 160
Eau distillée. 500

Mélanger, filtrer jusqu'à parfaite limpidité, compléter le volume avec eau distillée jusqu'à 1154^{cc},4 à 15° température.

SOLUTION DE CHROMATE NEUTRE DE POTASSE.

Verser dans un flacon eau distillée sur 25 à 30 gr. chromate neutre de potasse.

Teinture de tournesol s'obtient en faisant digérer quelques cubes de tournesol bleu dans eau distillée.

Récapitulation des appareils déjà décrits, verrerie et accessoires (1).

Le saccharimètre et ses accessoires................	300 »
Les becs de Bunsen à gaz, soit :	
Un tube petit diamètre	8 »
Un tube grand diamètre............................	8 »
Un support de 4 à 5 tubes moyen diamètre pour chauffer la moufle.................................	24 »
Deux supports à couronnes pour étuve et évaporations ..	40 »
Si l'on n'a pas le gaz chez soi, remplacer ces divers objets par :	
Une lampe à alcool...............................	3 »
Une lampe à double courant d'air...............	25 »
Un fourneau à moufle en terre....................	20 »
Deux petits fourneaux à manche en terre.............	4 »
Une balance de précision pesant 200 grammes........	250 »
Une balance ordinaire pour les fortes pesées, système Roberval..........	25 »
Une étuve avec deux rangées de planchettes à l'intérieur.	65 »
Une presse à balancier petit modèle.............	90 »
Un alambic Salleron...............................	28 »

En verrerie.

Six matras fond plat, jaugés à 50 et 55 centimètres cubes.	7 50
Six matras jaugés à 100 et 110 centimètres cubes......	9 »

(1) Nous croyons rendre service à nos lecteurs en leur donnant ici les prix tant du polarimètre que des différents appareils et ustensiles qui peuvent suffire à la constitution d'un laboratoire. Ces objets et tous ceux que l'analyse saccharimétrique peut encore exiger leur seront également fournis, sur leur demande, par l'Institut d'optique.

Six matras jaugés à 200 centimètres cubes............... 9 »
Six matras jaugés à 300 centimètres cubes.............. 10 50
Douze capsules de verre de 4 à 5 centimètres de diamètre
    pour mettre la grenaille dans la méthode de la double
    pesée et pour les déterminations d'eau............. 3 00
Six capsules porcelaine de 5 centimètres de diamètre.... 2 40

On fera bien de coller sur chacune de ces capsules des étiquettes numérotées de 1 à 12 pour les capsules de verre, de 1 à 6 pour celles de porcelaine, afin de ne pas faire de confusion dans le cas de plusieurs essais simultanés.

Six vases à précipiter forme haute, de 375 centim. cubes. 1 50
Six vases à cristallisoirs de 135 millimètres de diamètre. 4 »
Dix-huit entonnoirs de 60 centimètres cubes....... .... 2 70
Six entonnoirs de 100 centimètres cubes............. 1 50
Six entonnoirs de 200 centimètres cubes............... 1 50
Six entonnoirs de 500 centimètres cubes............... 1 50
Aréomètre Baumé de 0 à 70°........................ 1 50
Collection de sept aréomètres Baumé avec marche de 12° 17 50
Densimètre de Gay-Lussac......................... 2 50
Deux éprouvettes à pied, graduées, de 100 centim. cubes. 10 »
Deux éprouvettes à pied, graduées, de 250 centim. cubes. 10 »
Une éprouvette à pied, graduée, de 500 centim. cubes... 6 »
Six ballons de 250 centimètres cubes pour aller au feu... 1 20
Six ballons de 1 litre pour aller au feu................ 2 40
Deux ballons de 2 litres à fond plat pour pissette à lavages. 1 50
Douze verres à expériences de 100 centimètres cubes.... 3 »
Douze verres à expériences de 200 centimètres cubes... 4 20
Une pipette jaugée de 20 centimètres cubes............ 2 25
Une pipette jaugée de 10 centimètres cubes........ .... 2 »
Une pipette jaugée de 5 centimètres cubes............ 1 50
Une pipette jaugée de 2 centimètres cubes............. 1 25
Deux thermomètres à mercure gradués sur tige dont un
    de — 20 à + 200°, l'autre de — 20 à + 360°...... 21 »
Quelques douzaines d'agitateurs, la pièce............. » 10
Deux capsules de platine de 4 à 5 centim. de diamètre . } au poids.
Une capsule de platine de 12 centimètres de diamètre. } 1 fr. 10 le gr., plus la façon.
Deux pinces coudées pour tenir les capsules.... .... 6 »
Deux râpes pour percer les bouchons................ 3 »
Quelques mètres tubes en caoutchouc................ 10 »
Un support d'entonnoir à deux anneaux en fer pour les
    filtrations............................... 4 »

Bouchons de différentes dimensions, dont une douzaine plats, peu épais et de 12 centimètres de diamètre environ, pour faire des supports d'entonnoirs, approximativement.. 5 »
Dix liasses de filtres de 15 centimètres................. 7 50
Deux liasses de filtres de 25 centimètres.............. 2 40
Deux liasses de filtres de 30 centimètres............. 3 80
Cinq burettes anglaises de 25 centimètres cubes divisées en $\frac{1}{5}$ de centimètre cube, pour liqueurs normales et décimes d'acide sulfurique et de soude et pour solution de nitrate d'argent.................................. 30 »
Burette hydrotimétrique pour essais de chaux......... 7 »
Un flacon bouché gradué pour essais de chaux........ 2 50
Six flacons de 1 litre à large ouverture............... 2 40
Six flacons de 2 litres à large ouverture 4 80
Six flacons de 300 grammes à large ouverture......... 1 50
Huit flacons de 1 litre petite ouverture bouchés à l'émeri pour les réactifs.................................... 6 40
Une pipette de Mohr et son support. 18 »

Nous conseillons l'emploi de la nouvelle pipette imaginée par M. Salleron.

Un bouchon conique en verre s'engage dans la partie inférieure et effilée de la pipette. Ce bouchon est manœuvré par une tige en cristal filetée et qui s'engage dans le bouchon fermant la partie supérieure du tube. Le mouvement est si régulier, que l'on peut ne laisser écouler le réactif contenu dans la pipette que goutte à goutte et à tel intervalle que l'on désire.

Procédés opératoires.

Décrivons les procédés d'analyse journellement exécutés dans le laboratoire. Il est intéressant de savoir :

1° La valeur saccharine d'un sucre brut ou raffiné, d'une mélasse ;

2° Le rendement probable en sucre cristallisable des betteraves ou des cannes à sucre que l'on traite comme matières premières ;

3° Les causes qui ont amené en cours de fabrication un déchet sur les quantités probables de sucre cristallisable que l'on avait calculées d'après l'analyse des matières premières.

Valeur saccharine.

La valeur saccharine d'un échantillon de sucre brut ou raffiné, d'une mélasse peut être déterminée par les quatre opérations qui suivent :

1° Valeur en sucre cristallisable ;
2° Quantité de sels (chlorure de potassium, azotate de potasse, etc., dont la présence empêche la cristallisation d'une quantité de sucre en moyenne 3,73 fois plus grande que le poids des sels);
3° Quantité d'eau contenue dans l'échantillon ;
4° Détermination du glucose ou sucre incristallisable.

I. ANALYSE D'UN SUCRE BRUT OU RAFFINÉ, D'UNE MASSE CUITE D'UNE MÉLASSE.

Un échantillon de sucre étant donné, déterminer sa valeur réelle en sucre cristallisable.

Peser 10 grammes de l'échantillon dans une capsule de porcelaine ou un verre à expériences, ajouter eau distillée et remuer avec un agitateur jusqu'à dissolution complète; on mettra le moins d'eau possible.

Si l'on plonge alors dans la liqueur deux papiers imbibés de teinture de tournesol, dont l'un a été *rougi* par la mise en contact avec une liqueur faiblement *acide*, tandis que l'autre a conservé sa teinte bleue (ces papiers se vendent tout préparés), on verra l'un de ces papiers changer de couleur.

Si le papier *rouge* devient *bleu*, c'est que la solution où on l'a plongé est *alcaline* ; si c'est le papier *bleu* qui devient *rouge*, la solution est *acide*.

Un degré très-faible d'acidité ou d'alcalinité ne contrarie en rien le pouvoir rotatoire du sucre contenu dans la liqueur lorsqu'on examine celle-ci au polarimètre; il n'en est pas de même lorsque ces divers caractères sont très-accusés, surtout le caractère acide.

Un liquide peut être considéré comme *neutre* ou à peu près lorsque les papiers de tournesol bleu ou rouge mettent quatre ou cinq minutes à opérer leur changement de couleur.

Si les papiers changeaient rapidement de couleur, il faudrait *neutraliser* la liqueur.

Le papier bleu est devenu rouge, la liqueur est acide; on versera goutte à goutte dans la capsule de la solution décime de soude caustique en essayant à chaque addition de soude, avec un nouveau morceau de papier bleu, jusqu'à ce que ce papier ne rougisse plus ou du moins ne rougisse qu'après un contact de quelques minutes.

Si le papier rouge est *rapidement* devenu bleu, la liqueur est alcaline, on versera goutte à goutte de la solution décime d'acide sulfurique jusqu'à ce qu'un nouveau papier rouge ne passe plus au bleu qu'après un contact de quelques minutes.

Il n'est pas facile de verser des gouttes d'un liquide contenu en assez grande quantité dans un vase ; on emploie à cet usage de petits appareils appelés burettes ; il en existe de deux sortes, la burette de Gay-Lussac, la burette dite anglaise.

La burette de Gay-Lussac (fig. 11) se compose d'un tube de verre fermé par un bout, à cette extrémité fermée on a soudé un autre tube, capillaire, qui se redresse parallèlement au tube principal jusqu'à hauteur de son extrémité ouverte et qui se termine par un petit ajutage recourbé.

Le grand tube porte une graduation ; cette graduation a été faite de façon que les divisions indiquent en centimètres cubes et

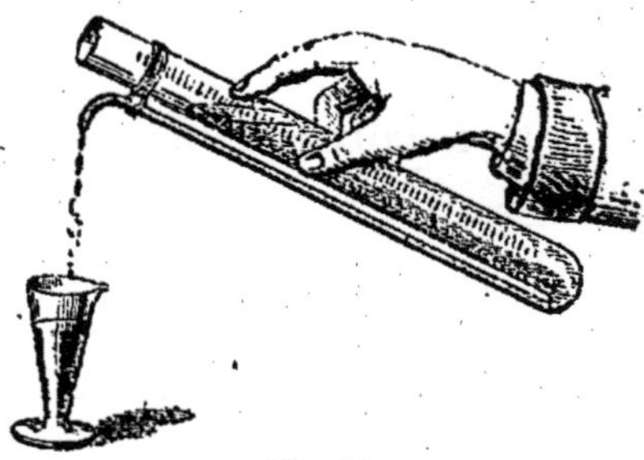

Fig. 11.

fractions de centimètre cube la contenance du grand tube et du petit, y compris l'excès de hauteur du liquide dans le petit tube, dû au phénomène de la capillarité.

On peut verser goutte à goutte le réactif contenu dans la burette en l'inclinant ; cependant, lorsque la burette ne renferme plus que peu de réactif, il faut l'incliner davantage, et l'on court le risque de voir déborder du réactif en excès par l'ouverture du grand tube.

La burette dite anglaise est plus commode (fig. 12). Un tube fermé par un bout a son autre extrémité légèrement recourbée et effilée en pointe ; un tube ouvert est soudé non loin de cette dernière extrémité (c'est par l'ouverture de ce tube que l'on remplit la burette du réactif employé).

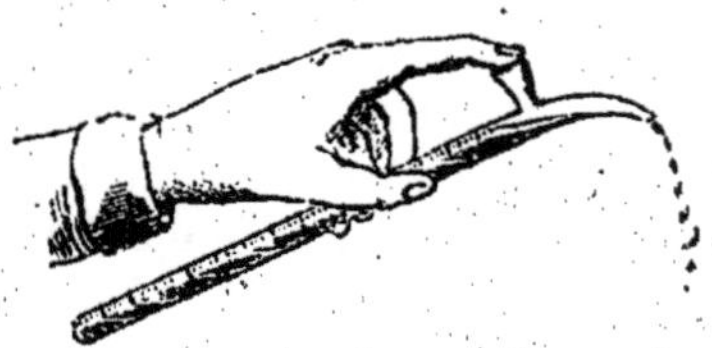

Fig. 12.

Si l'on ferme l'extrémité de ce tube avec l'index tout en inclinant la burette, les pressions atmosphériques étant égales extérieurement et intérieurement, et l'attraction capillaire faisant équilibre à la pression due à la hauteur du liquide au-dessus de l'orifice, le liquide ne s'écoulera pas ; mais si l'on soulève légèrement le doigt de façon à mettre en contact avec l'air extérieur l'ouverture du tube ; et qu'on referme ensuite le tube avec le doigt, la petite quantité d'air emprisonnée dans ce mouvement détruit l'équilibre de pression. Le liquide s'écoulera jusqu'à ce que l'équilibre de pression soit de nouveau obtenu. On peut, avec une certaine habitude, ne faire écouler le liquide que goutte à goutte.

On relève la burette verticalement lorsqu'on a obtenu l'effet désiré ; la petite quantité de liquide démeurée dans la partie effilée retombe dans la partie large du tube. Cette burette est graduée comme la première. Pour la burette anglaise comme pour la burette de Gay-Lussac, on a noté au commencement des opérations la quantité de réactif contenue dans l'instrument ; on voit par différence ce qui en a été dépensé pour obtenir tel ou tel effet, si l'on a besoin de connaître cette valeur en raison de la nature de l'expérience faite.

Reprenons le détail de notre analyse :

On verse le contenu *neutralisé* de la capsule dans un matras jaugé à 100 et 110 cent. cubes (fig. 13), laver la capsule et l'agitateur à plusieurs reprises avec de l'eau distillée, et verser chaque fois ces eaux de lavage dans le matras en observant d'employer assez peu d'eau pour ne pas dépasser 100 cent. cubes ; achever de remplir le matras avec eau distillée jusqu'au trait marqué 100 cent. cubes.

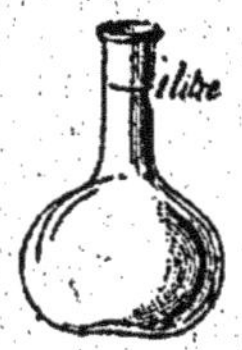

Si l'échantillon est du sucre blanc raffiné, la liqueur sera parfaitement transparente et n'aura pas besoin d'être décolorée.

Fig. 13.

Si l'échantillon est un sucre brut coloré et si c'est du sucre non de cannes, mais de betteraves, verser de la solution d'acétate de plomb jusqu'au trait du matras marqué 110 cent. cubes, et agiter fortement le matras en tenant fermée son ouverture avec le pouce. Disposer deux verres à expériences de capacité suffisante (100 cent. cubes) ; sur le premier, placer un bouchon plat percé en son centre comme support d'entonnoir, l'entonnoir et un filtre ; verser le contenu du matras dans l'entonnoir.

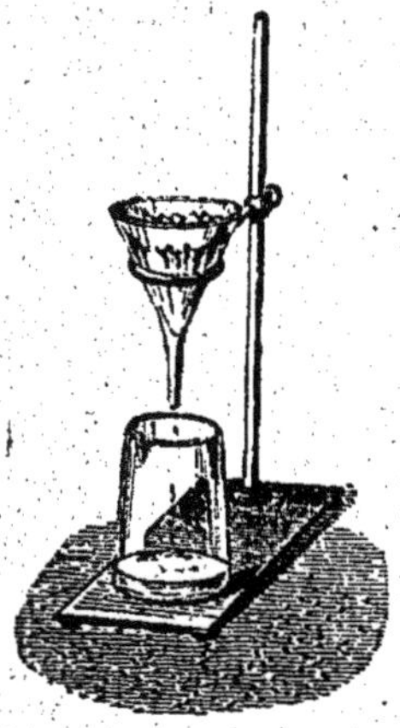

On emploie également des supports avec anneaux pour placer l'entonnoir (fig. 14).

Lorsqu'une partie du liquide a filtré, placer l'entonnoir sur le deuxième verre et verser à nouveau sur le filtre le liquide tombé dans le premier récipient ; on obtient, dans la plupart des cas, une décoloration suffisante. Si le liquide n'était pas

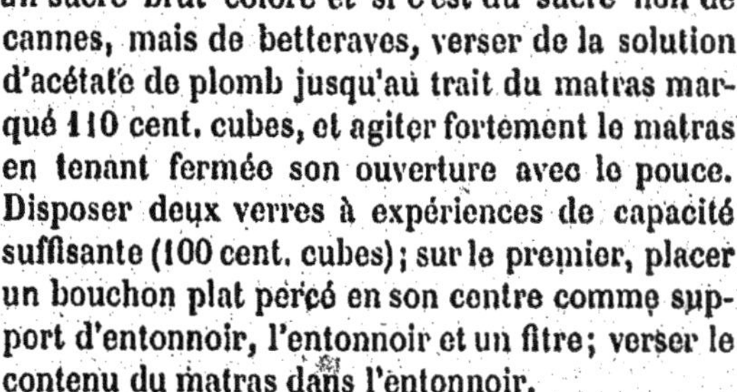

Fig. 14.

assez décoloré, jeter quelques centimètres cubes de noir animal en grains dans le verre où l'on a reçu tout le liquide, remuer avec un agitateur et verser dans l'entonnoir muni d'un filtre neuf.

Si l'échantillon était trop faible, ne peser que 5 grammes seulement de sucre; opérer comme précédemment; mais, pour remplir un matras jaugé à 50 et 55 cent. cubes, jusqu'à la marque 50 cent. cubes, on verserait l'acétate de plomb jusqu'à la marque 55 cent.

La solution étant bien limpide, dévisser le tube saccharimétrique de 200 mill. des deux bouts, bien laver l'intérieur, essuyer les deux lames de verre, en replacer une, passer de l'eau distillée dans le tube ouvert d'un bout, laisser égoutter, laver encore une fois le tube avec une petite portion du liquide sucré, vider, le remplir du liquide de façon que celui-ci forme un ménisque convexe au-dessus du tube, placer la deuxième lame en observant de ne pas laisser de bulles d'air, visser l'obturateur avec précaution sans forcer, ce qui fausserait le parallélisme des rondelles obturatrices.

Il ne nous reste plus qu'à faire l'observation au polarimètre.

Comme nous l'avons dit à l'article *Laboratoire*, l'observation se fait le plus souvent dans une chambre obscurcie. On regarde avec l'instrument une lumière artificielle placée dans le prolongement de l'axe de l'appareil.

Mais nos lumières artificielles ordinaires sont rarement d'une teinte parfaitement blanche. On devra donc, si l'on veut opérer dans la *lumière blanche*, regarder dans l'appareil braqué sur un mur blanc et uniformément éclairé, ou bien sur le ciel, soit couvert de nuages *blancs*, soit entièrement débarrassé de nuages.

La lumière du ciel n'est cependant pas toujours blanche ; elle varie suivant les heures de la journée et les circonstances atmosphériques. On sera de plus forcé d'opérer *dehors* en quelque sorte et forcé encore d'interrompre ses opérations en bien des occasions. S'il fait nuit où trop mauvais, il vaudra donc mieux opérer *en chambre* avec une lumière artificielle homogène, présentant constamment la même intensité de coloration, coloration *spéciale* pour laquelle des tables spéciales auront été calculées.

On emploie plus habituellement la lumière homogène jaune obtenue en chauffant dans une flamme de gaz ou d'alcool une perle de chlorure de sodium (sel de cuisine) ou de sulfate de soude (sel de Glauber) placée dans une petite nacelle de filigrane de platine.

On construit une semblable nacelle en roulant sur lui-même un fil de ce métal de façon à former une sorte d'anneau plein ; appuyant sur le centre de cet anneau, on force cette partie centrale à creuser, et c'est dans cette petite coupelle que l'on place la perle du sel choisi ; on laisse dépasser le bout de fil extérieur qui sert de manche pour accrocher la nacelle au-dessus d'une flamme à la hauteur voulue.

Pour préparer le sel, on fond du chlorure de sodium ou du sulfate de soude dans un petit creuset de terre ; la matière fondue est coulée sur une plaque de fonte ; les morceaux, grossièrement concassés, seront conservés dans un flacon bien bouché pour éviter l'humidité. Le sulfate de soude exige plus de chaleur que le chlorure de sodium pour donner une flamme vivement colorée en jaune ; on ne se servira de ce dernier sel qu'en employant un bec de gaz *brûlant à blanc*.

La chaleur développée par une lampe à alcool à double courant d'air est plus que suffisante pour l'emploi du chlorure de sodium. Cette observation pour les personnes seulement qui n'auraient pas le gaz dans la localité qu'elles habitent, car l'emploi du gaz d'éclairage est toujours plus commode et moins onéreux.

L'opérateur, plaçant alors un *tube vide* dans la chambre noire du polarimètre, fait marcher la crémaillère du limbe jusqu'à l'apparition du point neutre, ainsi que nous l'avons dit en décrivant le polarimètre ; il prend note de la graduation observée, qui sera à droite ou à gauche, soit au zéro lui-même, il importe peu, puisque l'opérateur en tiendra compte à l'opération suivante (disons cependant que le polarimètre est muni d'une vis de rappel qui permet la mise exacte du point neutre au zéro de l'échelle). Supposons que le point neutre soit à 1° à gauche du zéro : substituant le tube plein au tube vide, l'opérateur devra faire tourner le limbe soit à droite soit à gauche d'un certain nombre de degrés pour rétablir le point neutre ; le limbe a tourné à droite de 8°. Nous avions un degré à gauche, 8 plus 1 font 9, l'angle de rotation est de 9°. Consultant la table placée à la fin du volume, il en conclura que la solution examinée contient 67 gr. 75 de sucre par litre de dissolution ou 6 gr. 775 sur 100 c. c.

L'échantillon contient donc 67,75 pour cent de sucre cristallisable.

On a dû tourner le limbe à gauche pour rétablir le point neutre : c'est que l'échantillon contient du sucre incristallisable, tournant à gauche, soit en totalité, soit dans une proportion assez forte pour dépasser le pouvoir rotatoire à droite du sucre cristallisable.

Les procédés de fabrication sont assez perfectionnés aujourd'hui pour que la production de sucre incristallisable ne soit qu'un accident et n'ait lieu qu'en minime proportion. Nous verrons plus loin le moyen de doser ce sucre incristallisable avec la liqueur de Fehling.

La graduation spéciale en grammes de sucre évite du reste de recourir à la table.

Si l'échantillon est du sucre de canne, on n'emploiera pas l'acétate de plomb pour le décolorer, mais bien le noir animal en grains seul ; filtrer et reverser jusqu'à parfaite décoloration.

II. Analyse d'une mélasse.

Déterminer la quantité de sucre cristallisable contenue dans une mélasse.

Prendre un poids plus fort que dans l'analyse du sucre, soit 30 gr., délayer dans une capsule de porcelaine et remplir en ajoutant les eaux de lavage un matras de 300 gr. On aura bien entendu *neutralisé* la liqueur, agiter avec du noir animal en grains une certaine partie de la solution, 100 centimètres cubes environ ; jeter sur le filtre et rejeter cette liqueur lorsqu'elle aura filtré ; le noir animal retenant toujours une petite quantité de sucre, l'analyse serait inexacte si l'on observait au polarimètre cette première portion.

On filtre alors à plusieurs reprises s'il le faut, jusqu'à décoloration, la portion mise en réserve ; son titre n'est plus altéré par le noir animal saturé de la quantité de sucre qu'il pouvait retenir.

Observer au polarimètre comme précédemment.

OBSERVATION.

Toutes les fois que pour décolorer une liqueur sucrée on aura dû employer la solution d'acétate de plomb, on devra augmenter le titre trouvé d'une quantité équivalente au volume d'acétate de plomb ajouté, par rapport à la quantité de liqueur sucrée.

Dans l'exemple d'analyse cité plus haut, nous avions trouvé que le titre était de 67,75 pour cent de sucre cristallisable ; cela est exact si l'on n'a pas eu à décolorer la liqueur au moyen de l'acétate de plomb ; mais, si aux 100 cent. cubes de liqueur sucrée nous avons dû ajouter 10 cent. cubes d'acétate, soit $\frac{1}{10}$ de liquide en plus, le titre devient :

$$\begin{array}{ll} \text{Titre trouvé.} & 67,75 \\ \text{Ajoutant } \frac{1}{10}. & \underline{6,775} \\ \text{Titre réel...} & 74,525. \end{array}$$

Déterminer la quantité de sels.
Incinérations.

Les sels minéraux contenus dans les matières premières, cannes à sucre ou betteraves, sont passés dans les jus et se retrouvent dans les sirops évaporés ; la présence de ces sels a pour effet d'empêcher la cristallisation d'une certaine quantité de sucre, 3 gr. 73 en moyenne pour 1 gr. de sel.

Le fabricant a donc intérêt à connaître la quantité de sels contenue dans ses sucres, pour savoir s'il a bien opéré et quelle est la valeur commerciale du sucre qu'il a produit.

Le raffineur a le même intérêt, puisqu'on lui vend des sucres bruts contenant une certaine quantité de sels et qu'il achète du sucre et non pas des sels, qui lui immobiliseraient une certaine quantité de sucre dans les mélasses résidus de ses opérations.

Les uns et les autres devront recourir à l'incinération.

Peser exactement au milligramme près et par la *méthode de la double pesée* un certain poids de sucre ou de mélasse dans une capsule de platine bien sèche. On prend habituellement 2 grammes de sucre ou 5 grammes de mélasse.

Verser sur le sucre ou sur la mélasse de l'acide sulfurique en excès, en observant de ne point toucher les matières avec la pipette, qui pourrait en enlever une partie.

Si l'acide sulfurique n'était pas en excès, il se formerait des sulfures au lieu de sulfates, ce qui rendrait le calcul de l'analyse inexact (le platine est d'ailleurs attaqué par les sulfures).

Le sucre en grains doit être plus qu'imbibé d'acide sulfurique, et la mélasse doit en être recouverte. On favorise le mélange de la mélasse avec l'acide en secouant légèrement la capsule; porter avec une pince la capsule à l'entrée de la moufle et surveiller l'opération.

Le mélange gonflera d'abord, et il faut être prêt à le retirer si la matière menaçait de s'échapper de la capsule soit en la débordant, soit en lançant des projections. Si le fait se produisait, le titre ne pourrait plus être exact; c'est une opération à recommencer.

Au bout de quelques instants, la matière est devenue complétement noire, charbonneuse et solide ; on peut alors enfoncer la capsule au fond de la moufle.

L'acide sulfurique en excès se dégage; il faut donc que la cheminée tire bien, pour ne pas être incommodé par les vapeurs acides; la matière blanchit de plus en plus ; on donne un coup de feu soit en augmentant l'arrivée du gaz, soit en augmentant le tirage du fourneau à charbon avec un tube d'appel. On laisse aussi un libre accès dans la moufle à l'air extérieur pour brûler les dernières parcelles de matières organiques; enfin, les cendres étant bien blanches, on retire la capsule pour la peser.

Il arrive souvent, surtout dans l'incinération des mélasses, que les cendres ont un aspect boursouflé et spongieux ; il pourrait se trouver des parties intérieures encore à l'état de charbon : il faut briser les cendres pour les mettre en contact plus intime avec l'air qui afflue dans la moufle.

On les brise avec un agitateur bien propre et bien sec; il est préférable même de le faire chauffer un instant, pour être sûr que des parcelles de matière n'y adhéreront pas.

Les cendres une fois obtenues, peser la capsule, qui évidemment sera plus légère que la capsule qui contient la grenaille avec laquelle on lui avait fait équilibre (*double pesée*); supposons qu'il faille ajouter du côté de la capsule de platine 1 gr. 625 pour rétablir l'équilibre : 2 gr. moins 1 gr. 625 égale 0 gr. 375.

Mais les sels ont été transformés en sulfates; le poids moyen des sels habituellement contenus dans les matières saccharines est moins élevé que le poids moyen de ces mêmes sels transformés en sulfates; on a adopté le rapport 1 à 0,9, c'est-à-dire que 1 gr. du sel produit ne représente que 0 gr. 9 du sel originaire lorsqu'il a été transformé en sulfate; multipliant donc 0,375 par 0,9, il vient 0 gr. 3375; nos deux grammes de sucre contenaient 0 gr. 3375 de sels étrangers. Et comme 2 gr. sont le $\frac{1}{50}$ de 100, nous aurons la quantité de sels minéraux contenue dans 100 gr. de sucre en multipliant 0,3375 par 50 = 16 gr. 875, soit 168 gr. 75 par kilogramme et 16 kil. 875 pour 100 kilos. Nous verrons tout à l'heure, quand nous traiterons de l'analyse complète des cannes à sucre et plus particulièrement de celle des betteraves, de quelle importance est l'obtention de ce coefficient salin pour la conduite des opérations et l'achat des betteraves aux agriculteurs.

Détermination de l'eau contenue dans les sucres, mélasses ou sirops.

Peser bien exactement au milligramme 10 grammes de sucre dans une capsule de verre ou de porcelaine bien sèche. (On observera de mélanger bien intimement toutes les parties de l'échantillon, car l'humidité a plutôt pénétré les parties extérieures de l'échantillon. Cette observation est générale pour toutes les analyses; il se produit dans toute enveloppe même métallique qui renferme l'échantillon une sorte de liquation, et les diverses parties n'ont pas la même teneur en sucre ou en eau, surtout si l'échantillon a été abandonné un certain temps avant d'être examiné.)

La capsule est alors portée à l'étuve munie de son thermomètre; on observera de ne pas laisser monter la température au delà de 110° centigrades, et, lorsque cette température aura été obtenue, on devra laisser la capsule à l'étuve deux à trois heures au moins.

La capsule retirée, pesée immédiatement pour ne pas laisser à l'humidité le temps de pénétrer le sucre de nouveau, donnera par différence, comme dans l'exemple précédent, la teneur en eau.

Soit 0 gr. 525 à ajouter du côté du sucre pour rétablir l'équilibre ; les 10 gr. de sucre contenaient 0 gr. 525 d'eau, 52 gr. 50 par kilogramme, 5 kil. 250 gr. par 100 kilos, c'est-à-dire 5,25 pour cent. Or on veut acheter du sucre et non pas de l'eau.

Pour les mélasses et les sirops, on pèsera, sur un morceau de verre plat (un débris de carreau) bien nettoyé et bien sec, 2 à 5 gr. de mélasse ou de sirop. On se sert d'un agitateur de verre pour *étendre* sa mélasse sur le verre *sous la moindre épaisseur possible ;* si la mélasse ou le sirop étaient trop fluides et qu'on pût craindre de les voir couler en les transportant de la balance à l'étuve, on ferait tomber sa mélasse goutte à goutte sur le verre avec l'agitateur, en observant que les gouttes ne se touchent pas : leur adhérence au verre lorsqu'elles sont ainsi isolées est assez grande pour qu'elles ne tendent pas à se réunir, à condition bien entendu de ne pas trop incliner la plaque de verre. On pèsera de nouveau par différence son morceau de verre chargé de mélasse privée d'eau, mais il sera bon d'attendre au moins quatre heures de temps, la consistance visqueuse à la surface de la mélasse à demi évaporée formant un enduit qui tend à préserver de l'évaporation les parties qui sont en dessous.

Détermination du glucose ou sucre incristallisable.

La liqueur de Fehling va nous donner le moyen de le doser. On emploie alors la pipette de Mohr. La pipette de Mohr (fig. 15), que nous avons citée à l'article *Laboratoire*, est un long tube de verre terminé par un robinet de verre également. Sa capacité est supérieure à 50 centim. cubes, et, depuis l'extrémité du tube capillaire qui termine le robinet, on en a divisé le grand tube en 50 centimètres cubes et subdivisions de centimètre cube.

On commence par laver la pipette en la remplissant d'eau distillée jusqu'en haut ; ouvrant le robinet, on fait écouler cette eau, et ce autant de fois qu'il peut être nécessaire pour bien laver le tube des résidus qu'y auraient laissés des expériences précédentes.

Ayant pesé exactement 10 grammes du sucre ou de la mélasse à analyser, on les fait dissoudre dans l'eau distillée de façon à obtenir un volume total de 100 cent. cubes dans le matras jaugé.

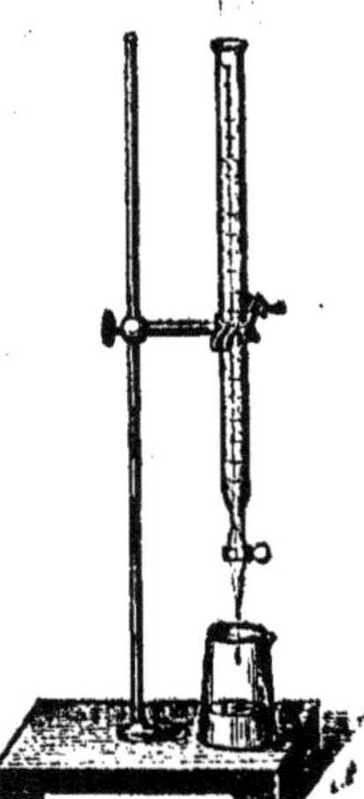

Fig. 15.

On verse alors une petite quantité de cette dissolution dans la pipette en la *mouillant partout intérieurement*, afin d'entraîner les gouttelettes d'eau qui peuvent adhérer au verre; on ouvre de nouveau le robinet, pour laisser écouler la liqueur de lavage; fermant le robinet, on remplit la pipette de la dissolution sucrée, en *dépassant* le zéro de la graduation de quelques centimètres; on laisse écouler l'excédant de liqueur en manœuvrant le robinet avec précaution; la pipette est amorcée.

On prend une pipette jaugée à 20 cent. cubes (fig. 16), on la remplit de liqueur de Fehling qu'on verse dans un petit ballon de 300 centimètres cubes pouvant aller au feu. On ajoute 30 à 40 cent. cubes d'eau distillée; la liqueur est d'un beau bleu céleste. On chauffe le ballon sur une lampe à alcool ou bec de Bunsen jusqu'à l'ébullition (on tient le ballon au moyen d'une pince spéciale à manche en bois); agiter circulairement le liquide pour éviter des projections; on place le ballon sous le robinet de la pipette et on fait écouler *une petite quantité* de jus sucré; fermer le robinet et chauffer le ballon jusqu'à l'ébullition.

Si le liquide sucré contient du glucose ou du lévulose, il se manifeste un certain trouble dans la liqueur, qui laisse déposer du protoxyde rouge de cuivre et se décolore en même temps; si la décoloration n'était pas complète, on verserait à nouveau du jus Fig. 16. sucré dans le ballon, en entretenant l'ébullition avant et après l'addition de jus sucré, jusqu'à ce qu'enfin la liqueur soit complétement décolorée.

On remarquera que les solutions de masses cuites, mélasses, étant le plus souvent très-colorées en jaune allant jusqu'au rouge, la liqueur cuprique passe par le vert avant d'être décolorée. Ce n'est même pas à proprement parler une décoloration, puisque la liqueur reste colorée comme la solution originale de sucre; mais la couleur bleue, puis la couleur verte ont disparu, et tout le protoxyde de cuivre s'est déposé.

Supposons qu'il ait fallu faire tomber dans le ballon 42 cent. cubes de solution sucrée pour amener la décoloration de nos 20 cent. cubes liqueur cuprique de Fehling; comme 20 cent. cubes correspondent à 0 gr. 006 de glucose, nous poserons la proportion 42 cent. cubes : 0,006 :: 100 : $x = 0,02285$. La solution examinée contenait 0,02285 de glucose pour 100 cent. cubes, mais ces 100 cent. cubes ne contenaient que 10 grammes mélasse; il faudra donc multiplier par 10 pour avoir la teneur pour 100 gr., soit 0,2285 pour cent, ou 2 grammes 285 par kilo, ou 228 gr. 5 par 100 kil.

On peut se servir de préférence de la nouvelle pipette imaginée par M. J. Salleron. Le principe est le même, mais on opère beaucoup plus régulièrement.

Telles sont les quatre principales vérifications que doit faire le raffineur qui achète dès sucres bruts, tant pour savoir la valeur réelle de la marchandise que pour vérifier contradictoirement les expertises de l'État au sujet de l'impôt.

Le fabricant aura le même intérêt, tant au point de vue du Trésor que pour savoir en cours de fabrication si les racines qu'il traite lui rendent la quantité prévue par ses analyses complètes des cannes ou betteraves qu'il a achetées, car s'il obtenait des chiffres trop inférieurs à ceux qu'il avait calculés, c'est qu'on aurait mal opéré en cours de fabrication. Il se renseignera ainsi sur la composition de ses eaux d'égout, afin de ne pas pousser inutilement une fabrication qui ne lui rendrait plus de sucre cristallisable, à cause du grand excès de sels nuisibles mêlés à ses résidus.

Notre article *Procédés opératoires* sera du reste terminé par une note sur l'osmogène de M. Dubrunfaut, qui donne de si bons résultats pour séparer des mélasses la plus grande partie des sels qu'elles contiennent, de façon à permettre la cristallisation d'énormes quantités de sucre jusqu'alors inextractible. L'osmogène a augmenté la production générale des fabricants qui l'emploient de un et demi pour 100, sans compter l'économie de temps et de combustible, puisqu'on a pu retirer de mélasses de troisième et quatrième jets des quantités de sucre bien supérieures à celles que l'on espérait des résidus de deuxième jet.

Rendements probables en sucre cristallisable des betteraves ou cannes à sucre traitées comme matières premières.

Considérations générales.

Il est inexplicable que les fabricants ne fassent pas constamment l'analyse de leurs matières premières, afin de savoir la quantité probable de sucre qui doit être le fruit de leurs travaux.

L'agriculture tendra longtemps encore à produire la plus grande quantité de produits possible sans se préoccuper de leur qualité, et malheureusement les betteraves énormes ne sont pas les plus riches en produits saccharins, nous disons produits et non matières, car ces betteraves peuvent être riches en sucre et pauvres cependant en *sucre extractible.*

L'industrie ou l'agriculture ne doivent tendre qu'à un but unique, l'emploi ou la culture de racines contenant sous le *moindre volume* la plus grande quantité de sucre cristallisable.

Comme nous l'avons dit plus haut, 1 gr. de sel empêche la cristallisation de 3 gr. 73 de sucre; on devra donc se préoccuper d'une part de ne produire que des racines où l'élément salin ne prédomine pas l'élément sucre, et d'autre part de n'employer que des racines convenables, car l'emploi irréfléchi de betteraves où cet élément salin prédominerait serait non-seulement inutile quant à ces racines elles-mêmes, mais nuisible encore aux autres racines de bonne qualité qui seraient mises en travail concurremment avec les premières, car celles-ci annihileraient une partie du sucre des bonnes racines, en l'immobilisant dans les mélasses au lieu de produire du sucre cristallisable.

Les agriculteurs sérieux, qui se livrent spécialement à la culture de la betterave, devraient, tout comme les raffineurs et les fabricants, savoir essayer et apprécier la valeur vénale de leurs produits.

Un agriculteur, à la fin de sa campagne, devrait toujours faire lui-même, ou faire opérer dans un laboratoire sérieux, l'analyse d'échantillons de ses produits pris dans des conditions de sol et d'exposition différentes.

Une pareille analyse lui donnerait les plus utiles renseignements pour la conduite de sa prochaine campagne. L'emploi irréfléchi de tel ou tel engrais peut introduire dans ses racines des éléments salins inimobilisateurs du sucre; l'emploi judicieux de tel ou tel autre engrais peut au contraire neutraliser les fâcheux effets dus à la nature du sol sur une culture toute spéciale, en raison de ce qu'on veut d'elle, du sucre et encore du sucre.

Les fabricants ne doivent pas acheter de betteraves avant de s'être rendu compte de leurs vices ou de leurs qualités par les mêmes procédés; ils éviteront ainsi de cruels mécomptes, et tous deux, agriculteur comme fabricant, tout en assurant leurs intérêts personnels, auront singulièrement contribué aux intérêts généraux du pays.

Voici le bilan de l'exercice sucrier 1866-1867 dressé par M. Dubrunfaut, auquel il faut toujours s'adresser lorsqu'on veut une traduction vive et originale d'une idée ; nous lui demandons pardon de cet emprunt, mais nous ne sommes pas le premier, et d'ailleurs on n'emprunte qu'aux riches (1) :

750,000 hectares de terre admis au bénéfice de la culture assolaire de la betterave.

250,000 hectares de terre ensemencés en racines.

8 milliards de kilogrammes de racines récoltées et livrées aux sucreries.

2 milliards de kilogrammes de collets et feuilles laissés sur les terres comme engrais après les récoltes.

1,600 millions de kilogrammes de pulpes, résidus propres à la nourriture des bestiaux.

_____

(1) M. Dubrunfaut, *le Sucre*, p. 63. Gauthier-Villars, quai des Augustins, 55.

5 à 6 millions de têtes de gros bétail, ou leur équivalent, entretenues ou engraissées avec le résidu pulpes.

2,500,000 voitures de fumier produites par le précédent engrais.

80 millions de kilogrammes de viande produits par le même engrais.

200 millions de kilogrammes de résidu mélasse.

40,000 hectolitres d'alcool à haut titre (90°) produits par la distillation de cette mélasse, soit l'équivalent d'une grande récolte du Languedoc (00,200 pipes), restituant de ce chef, à la consommation en nature, 4,800,000 hectolitres de vin.

20 millions de kilogrammes de salins de potasse fournis par l'incinération des vinasses produites par la distillation.

230 à 240 millions de kilogrammes de sucre.

Ce n'est pas seulement du sucre, c'est de la viande, du vin, des céréales, du bien-être en plus; partant, des avantages moraux et intellectuels, et ces énormes avantages ne sont rien en comparaison de ce qu'on peut espérer encore.

ANALYSE D'UNE BETTERAVE POUR LE RENDEMENT PROBABLE.

La betterave, nettoyée de ses radicelles, de sa chevelure et de ses feuilles, brossée pour enlever la terre adhérente, est pesée : soit 1,600 gr. par exemple; le collet séparé pèse 220 gr.; 1,600 — 220 = 1,380 gr.

La betterave est râpée à la main, et la pulpe, enveloppée dans une toile, est passée à la presse à balancier, en observant de ne pas donner d'abord toute sa force, mais d'attendre un quart d'heure avant de donner toute la force possible.

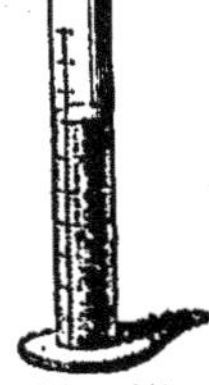

On mesure la quantité de jus obtenue dans une éprouvette graduée (fig. 17).

La betterave a donné 1,000 centimètres cubes de jus.

La pulpe pressée pèse 315 gr.

On remarquera que la densité du jus est supérieure à 1, densité de l'eau pure; qu'une certaine quantité de jus est d'ailleurs restée adhérente à la presse et aux récipients, ce qui explique la perte apparente de poids qu'a subie la betterave.

Fig. 17.

Voir au papier de tournesol si le jus est alcalin ou acide; dans l'un et l'autre de ces cas, *neutraliser* la liqueur. Cette condition est indispensable pour obtenir la valeur au saccharimètre; une acidité ou alcalinité très-légères ne nuisent cependant pas.

On versera 100 centimètres cubes de jus dans un matras jaugé à 100 et 110 centimètres cubes jusqu'au trait 100 centimètres cubes; compléter avec la solution d'acétate de plomb jusqu'au trait 110 centimètres cubes. Agiter, filtrer jusqu'à décoloration, remplir un tube de 200 millimètres.

Observer, s'il s'est passé un certain intervalle de temps entre le pressage de la betterave et l'examen au polarimètre, de bien remuer le jus avec un agitateur, parce que le sucre tend à gagner la partie inférieure des vases. On observera aussi de ne pas remettre au lendemain ou trop tard l'examen optique, surtout en été, car le résultat serait inexact, le sucre cristallisable tendant à passer à l'état de sucre interverti.

Examiner la solution *filtrée* au polarimètre.

Soit 81 gr. 4 de sucre par litre fournis par 1,380 gr. de betteraves. Un hectolitre de ce jus fourni par 138 kilogrammes de betteraves décolletées ou 100 kilogrammes de betteraves simplement nettoyées, un hectolitre de ce jus, disons-nous, devrait donc donner 8 kilogrammes 14 de sucre cristallisé.

Mais le jus contient aussi en dissolution une certaine quantité de sels qui s'opposera à l'extraction de la totalité du sucre; ce sucre restera dans les mélasses à l'état incristallisable; quelle est la quantité des sels?

Opérer comme à l'article *Incinérations*. On versera, au moyen d'une pipette jaugée, 20 centimètres cubes de jus dans une capsule de platine *tarée*. Le jus est évaporé au bain d'air sur un de ces becs à couronne que nous avons décrits à l'article *Laboratoire*. Ne pas chauffer trop fort; si le jus évaporé caramélisait, ce dont on s'aperçoit par l'odeur, le mélange ultérieur avec l'acide sulfurique s'obtiendrait difficilement.

Le contenu de la capsule étant évaporé, on recouvre le résidu d'acide sulfurique (en se refroidissant, le résidu se sépare facilement des parois de la capsule, lorsqu'on opère sur celle-ci une légère pression); on cherchera à le pénétrer aussi intimement que possible, et l'on fera les cendres comme il a été dit.

Soit 0 gr. 818 le poids des cendres; multipliant par 0,0 par suite de la réduction en sulfates, il vient 0 gr. 4032, poids des sels contenus dans 20 centimètres cubes de jus; multipliant par 5 pour avoir la contenance sur 100 centimètres cubes de jus, il vient 2 gr. 466, mais nous avons dit que 1 gr. de sel immobilisait en moyenne 3 gr. 73 de sucre, posant la proportion :

1 gramme de sel est aux 3 gr. 73 de sucre qu'il immobilise comme 2 gr. 466 de sels seront à un certain poids de sucre qu'ils devront immobiliser.

$$1 : 3,73 :: 2,466 : x = 0,108.$$

Une betterave chargée de cette quantité de sels ne donnerait pas de sucre cristallisé, puisqu'elle ne contient que 8 gr. 14 de sucre cristallisable par 100 centimètres cubes de jus, et que la quantité de sels contenue dans ces 100 centimètres cubes en immobiliserait 9 gr. 108.

Une autre racine traitée de la même manière a donné 02 gr. 28 de sucre cristallisable par litre ou 0 gr. 228 par 100 centimètres cubes.

Les cendres pèsent 1 gr. 243 (réduction faite) pour 100 centimètres cubes.

$$1 : 3,73 :: 1,243 : x = 4,436,$$

et 0 gr. 228 — 4 gr. 036 = 4 gr. 889.

Une pareille betterave pourra donner 4 gr. 889 de sucre par 100 centimètres cubes, 48 gr. 89 par litre, 4 kil. 889 par hectolitre de jus, ou 49,74 pour cent du sucre existant.

Une troisième racine a donné 108 gr. 88 de sucre cristallisable par litre ou 10 gr. 888 par 100 centimètres cubes de jus.

Les cendres pèsent 0,684 (réduction faite) pour 100 centimètres cubes.

$$1 : 3,73 :: 0,684 : x = 2,439,$$

et 10 gr. 888 — 2 gr. 439 = 8 gr. 149.

Cette betterave pourra donner 8 gr. 149 de sucre par 100 centimètres cubes, 81 gr. 49 par litre, 8 kil. 149 par hectolitre de jus, ou 76,00 pour cent du sucre existant.

Mettons en regard ces analyses de trois différents sujets :

	Sucre cristallisable.	Sels.	Rendement probable.
Premier sujet......	8 gr. 149	2 gr. 460	— 1 gr. 058
Deuxième sujet...	9 228	1 243	+ 4 036
Troisième sujet...	10 888	0 684	+ 8 149
	27 gr. 083	4 gr. 303	12 gr. 788
		Retranchant la perte...	1 058
		Rendement probable...	11 gr. 727

ou 41,08 pour cent.

Analyses des deux derniers sujets.

	Sucre cristallisable.	Sels.	Rendement probable.
Deuxième sujet...	0 gr. 228	1 gr. 243	4 gr. 036
Troisième sujet...	10 888	0 684	8 149
	10 gr. 813	1 gr. 807	12 gr. 788

ou 64,82 pour cent.

Le fabricant saura donc qu'il n'a pas à acheter de racines constituées comme le premier sujet, et que le rendement moyen de 64,82 pour cent de sucre cristallisable, obtenu par le traitement à volume égal des jus des deuxième et troisième sujets, descendrait à 41,98 pour cent si l'on y adjoignait un tiers de volume de jus provenant du n° 1. Que serait-ce si les racines n° 1 étaient en plus grande quantité?

Faisons remarquer que les richesses saccharines que nous avons admises dans nos sujets sont assez faibles, et que l'on rencontre fréquemment des betteraves accusant une teneur de 14 et 15 pour cent de sucre cristallisable.

ANALYSE D'UNE CANNE A SUCRE POUR LE RENDEMENT PROBABLE.

Le travail colonial s'est très-amélioré depuis quelques années; cependant l'analyse des mélasses provenant des colonies révèle une proportion de sucre incristallisable qui ne préexistait pas dans le vesou frais et qui n'a pu se former qu'en cours de fabrication, soit par des procédés imparfaits, soit par suite du trop grand laps de temps écoulé entre le pressage et la cuite, sous des influences de température qui n'existent pas dans nos climats plus tempérés.

Les mélasses contiennent aussi une grande quantité de sucre cristallisable qui aurait pu être retirée si l'on eût poussé plus loin la fabrication.

L'énergie du pressage semble jouer un rôle dans la formation de sucre incristallisable; un deuxième pressage plus énergique que le premier donne un vesou plus chargé de sels.

On peut en somme admettre pour le sucre exotique le même coefficient 3,73 que pour le sucre indigène, et, de plus, le sucre incristallisable formé immobilise un poids de sucre cristallisable à peu près égal au sien.

Les fabricants des colonies ont donc le plus grand intérêt à faire les analyses optique et mélassimétrique de leurs produits.

Ces analyses se font exactement comme nous l'avons dit pour les échantillons du sucre provenant de betteraves, en y introduisant cependant un cinquième procédé, dû à M. Em. Monnier, pour le dosage du sucre incristallisable.

Le sucre interverti est le plus souvent optiquement neutre; pour s'en assurer et voir si le chiffre de sucre cristallisable révélé par le polarimètre est bien le chiffre réel, on pourra doser le sucre interverti par ce procédé; le *sucre interverti* ainsi traité n'exerce plus d'action sur la lumière polarisée.

100 grammes sucre interverti sec et pur, chauffés pendant quelques instants à la température de l'ébullition dans dix fois leur poids d'eau additionnée d'une certaine quantité de soude caustique, sont transformés

en annulant une quantité d'alcali égale à 41 gr. 25 d'acide sulfurique monohydraté.

Or, 1,000 centimètres cubes de solution normale d'acide sulfurique renferment 100 grammes d'acide sulfurique; 100 gr : 1,000cc :: 41gr, 5 : 415cc.

Or, 1 cent. cube d'acide sulfurique normal neutralise 1 cent. cube de solution normale de soude caustique.

Si donc nous versons dans notre solution de 100 gr. de sucre interverti un volume de 415 cent. cubes de soude, si nous faisons bouillir ce mélange et que nous l'examinions au moyen d'un papier de tournesol rouge, ce papier de tournesol ne changera pas de couleur ou du moins ne devra passer au bleu que lentement, puisque le sucre interverti a annulé l'alcali et que la liqueur est neutre.

Si le papier rouge devenait rapidement bleu, c'est que la liqueur serait restée alcaline ; il y aurait donc eu une certaine quantité de soude non employée à transformer le sucre interverti ; en d'autres termes, les 100 gr. de sucre que nous supposions être intégralement du sucré interverti renfermeraient aussi du sucre ordinaire non interverti ; en quelle proportion?

1 cent. cube d'acide sulfurique normal et 1 cent. cube de soude caustique normale se neutralisent, avons-nous dit; versons de l'acide sulfurique normal au moyen d'une burette graduée, par très-petites quantités, à plusieurs reprises, en essayant chaque fois avec un papier de tournesol rouge après avoir bien opéré le mélange avec un agitateur. Le papier rouge reste rouge ou du moins ne bleuit que très-lentement ; la liqueur est donc devenue neutre. Supposons que nous ayons dû ajouter 290 centimètres cubes de solution d'acide sulfurique normal pour obtenir ce résultat : 415 — 290 = 125 ; il n'a donc été employé que 125 cent. cubes de soude pour transformer la quantité réelle de sucre interverti contenue dans les 100 gr. de sucre que nous supposions à l'origine entièrement composés de cette espèce de sucre, et

$$415^{cc} : 100^{gr} :: 125^{cc} : x = 30^{gr}, 12.$$

Nos 100 gr. de sucre ne contenaient réellement que 30 gr. 12 de sucre interverti.

Nous n'emploierons pas d'aussi grandes quantités de sucre et de réactifs dans notre analyse.

Prenons 10 gr. de sucre, ajouter 100 cent. cubes d'eau et non pas 41 cent. c. 5 seulement de solution normale de soude, mais un léger excès, parce que la transformation du sucre interverti sera plus complète en présence d'un excès d'alcali. Nous prendrons 60 cent. cubes de solution de soude; on fait bouillir, et on essaye au papier de tournesol rouge; celui-ci bleuira évidemment, puisqu'il y a excès d'alcali.

Verser comme il a été dit et par très-petites quantités de la solution d'acide normal en agitant et essayant chaque fois au papier de tournesol rouge. Il arrivera un moment où ce papier restera rouge ou du moins ne bleuira que très-lentement; l'excès d'alcali aura été neutralisé par l'acide.

Il a fallu verser 42 cent. cubes d'acide pour obtenir ce résultat ; nous avions mis 60 cent. cubes d'alcali, et 60 cent. cubes, quantité en excès, moins 41 cent. cubes 5, quantité nécessaire pour la transformation, égalent 18 cent. cubes 5; ces 18 cent. cubes 5 n'ont servi en réalité qu'à neutraliser l'excès d'alcali ajouté pour faciliter la transformation.

Si nos 10 gr. de sucre eussent été entièrement formés de sucre interverti, ces 18 cent. cubes 5 eussent suffi pour arriver à la neutralisation; il n'en a pas été ainsi, et 42 — 18,50 = 23,50; il a fallu ajouter 23 cent. cubes 50 d'acide pour la neutralisation; il y avait donc encore 23 cent. cubes 50 d'alcali en trop.

Notre échantillon n'étant que de 10 gr., il fallait 10 fois moins d'alcali pour le transformer que dans l'exemple cité plus haut, soit 41 cent. cubes 5 au lieu de 415 cent. cubes, et 41 cent. cubes 50 moins 23 cent. cubes 50 égalent 18 cent. cubes; il n'y a eu réellement que 18 cent. cubes d'alcali employés pour transformer la portion de sucre interverti existant dans l'échantillon.

Donc $41^{cc}, 5 : 10^{gr} :: 18^{cc} : x = 4^{gr}, 337.$

Nos 10 gr. d'échantillon contenaient 4 gr. 337 de sucre interverti ou 43,37 pour cent.

C'est dans les mélasses que l'on trouve la plus grande quantité de sucre incristallisable. Si l'on analyse une mélasse, on la traitera par le même procédé en en délayant 10 gr. dans 100 gr. d'eau.

Quand la transformation du sucre interverti a été opérée, quelle que soit la nature de l'échantillon, on portera le volume de la liqueur à 300 cent. cubes par exemple, en complétant ce volume avec de l'eau distillée, décolorant au moyen du *noir animal* le reste, comme à l'examen optique des sucres indigènes.

Mais comme on n'a pris que 10 gr. d'échantillon et que l'on a porté la liqueur d'épreuve à un volume de 300 cent. cubes, on triplera le résultat obtenu pour se remettre dans les conditions de l'échantillon dissous dans un volume normal de 100 cent. cubes.

Vesou frais. — Prendre 50 cent. cubes de vesou, le traiter comme précédemment, compléter le volume à 200 cent. cubes; mais on ne doublera pas le résultat obtenu, puisqu'on n'a employé que 50 cent. cubes au lieu de 100.

Pour obtenir le vesou, on pèsera 200 gr. de canne à sucre ; les couper en tranches *minces*, passer à la presse.

On déduira le rendement probable comme précédemment.

200 gr. de canne ont donné 152 cent. cubes de vesou.

L'observation au saccharimètre après traitement sodique a révélé une quantité de sucre de 17 gr. 5 par 100 cent. cubes, ou 175 gr. par litre, ou 17 kil. 5 par hectolitre; cent kilogrammes de cette même canne devraient donner une moyenne de 76 litres de jus, contenant 13 kil. 300 gr. de sucre.

Mais, comme la betterave, les cannes à sucre renferment une certaine quantité de sels, qui immobilisera en mélasses un poids de sucre 3,73 fois plus fort que le poids des sels; le fabricant devra recourir à l'incinération pour déterminer ce poids.

20 cent. cubes de vesou ont donné 0 gr. 129 de cendres (réduction faite); multipliant par 5 pour avoir le pour cent, on a 0 gr. 645 de cendres pour 100 cent. cubes de vesou; multipliant par le coefficient 3,73, on trouve 2,405.

100 cent. cubes de vesou renfermaient 17 gr. 5 de sucre cristallisable; les sels en immobilisent 2 gr. 405, et 17, 5 — 2,405 = 15,005. La production réelle par hectolitre de jus ne sera donc que de 15 kil. 005 gr.

Une production inférieure ou du moins très-inférieure au dernier chiffre trouvé (car il faut tenir compte des pertes inhérentes à une fabrication en grand) vient donc d'une mauvaise fabrication ou du trop grand laps de temps écoulé entre le pressage et la cuite.

Le fabricant devra donc, outre l'analyse des jus frais, se livrer à celle des sirops en cours de cuite et après la cuite, pour se rendre compte des différences entre le rendement probable et celui qu'il obtiendra réellement à la fin de ses opérations, afin d'y porter remède s'il est possible dans ses travaux ultérieurs.

Certaines cannes, dites cannes folles, obtenues dans des terrains nouvellement défrichés par le feu, refusent de produire du sucre; l'excès d'alcali dû aux cendres, tout en favorisant en apparence la végétation, s'introduit dans la plante et empêche la cristallisation du sucre dans le rapport connu 3,73 pour 1 de sels. Ces cannes sont cependant énormes, tout comme ces betteraves cultivées dans certaines terres fortes et très-chargées d'engrais.

Le fabricant devra donc analyser plusieurs spécimens de ses cannes, pris dans des conditions différentes de sol et d'exposition, ainsi que nous l'avons dit en traitant du rendement probable pour la betterave. Il évitera ainsi la neutralisation d'une partie du sucre de ses bonnes cannes par un mélange avec d'autres plantes de qualité inférieure.

Recherche du sucre de diabète.

L'urine de diabétique est généralement peu colorée; si la coloration paraissait cependant trop intense, on emploierait la solution d'acétate de plomb, tout comme pour l'analyse d'un sucre provenant de betteraves. Le mode d'emploi est le même.

Verser dans un matras jaugé à 100 et 110 cent. cubes de l'urine jusqu'au trait 100 cent. cubes, ajouter l'acétate de plomb jusqu'au trait 110 cent. cubes, agiter, la solution filtrée est incolore.

On examine au polarimètre. Les tables spéciales pour la lumière blanche et la lumière homogène jaune indiqueront la quantité de sucre.

On peut également se servir de la graduation spéciale en grammes que donne le second vernier du polarimètre, en ayant soin de multiplier le résultat trouvé par 1,31 dans le cas de la *lumière blanche* et par 1,3 seulement dans le cas de la lumière jaune (nous supposons toujours que l'on se sert du tube de 200^{mm}). En effet :

Lumière blanche. — Un angle de 1° avec une longueur de tube de 200^{mm} correspond à un poids de sucre de canne de 7 gr. 04.

Le même angle de 1° correspond à un poids de sucre de diabète de 0 gr. 28.
Donc $$7,04 : 1 :: 9,28 : x = 1,31.$$

Lumière jaune. — Un angle de 1°, même tube, correspond à un poids en sucre de canne de 7 gr. 03.

Le même angle correspond à un poids en sucre de diabète de 0 gr. 02.
Donc $$7,03 : 1 :: 0,02 : x = 1,3.$$
Exemples :

Lumière blanche. — La graduation spéciale donne 47 gr. 5, et 47 gr. 5 $\times$ 1,31 = 62,225. L'urine renferme par litre 62 gr. 225 de sucre.

Lumière jaune. — On a trouvé le même chiffre 47 gr. 5, et 47,5 $\times$ 1,3 = 61,75. L'urine renferme par litre 61 gr. 75 de sucre.

Il reste bien entendu que si l'on a décoloré l'urine en y ajoutant $\frac{1}{10}$ de son volume d'acétate de plomb, on augmentera le chiffre trouvé de $\frac{1}{10}$ également.

Ceci est le cas le plus simple, lorsque le médecin veut seulement se rendre compte de l'intensité du mal en dosant la plus ou moins grande quantité de sucre élaborée par son malade ; le médecin peut avoir aussi intérêt à connaître les autres substances organiques et inorganiques que contient l'urine; la diminution ou l'exagération de ces substances par rapport à la moyenne de composition de l'urine d'un homme en bonne santé peut lui fournir de précieuses indications pour le mode de traitement qu'il croira devoir pratiquer.

Voici quelques exemples d'analyse d'urines d'individus en bonne santé et d'individus atteints du diabète :

Composition moyenne de l'urine chez l'homme et chez la femme,
Par M. A. Becquerel.

	Homme.	Femme.	Moy. générale.
Quantité d'urine	1000,000	1000,000	1000,000
Densité	1,018	1,015	1,017
Eau	968,815	975,052	971,935
Matières données par l'évaporation	31,185	24,948	28,066
Urée	13,838	10,366	12,102
Acide urique	0,391	0,406	0,398
Sels indécomposables au rouge	7,695	6,143	6,919
Matières organiques non isolées	9,261	8,033	8,647

Composition des sels indécomposables.

Chlore	0,502
Acide sulfurique	0,855
Acide phosphorique	0,317
Potasse	1,300
Soude	
Chaux	3,944
Magnésie	
Total	6,918

Composition de l'urine normale de l'homme,.
Par M. Lehmann.

Eau	936,76	931,42	932,41
Matières solides	63,24	68,58	67,59
	1000,00	1000,00	1000,00

Urines diabétiques analysées

Par MM. Simon et Bouchardat.

	Simon.		Bouchardat.
	1	2	1
Densité..........	1,018	1,016	»
Eau.............	957,00	960,00	837,58
Matériaux solides...	43,00	40,00	162,42
Urée...........	traces	7,99	8,27
Acide urique.....	traces	traces	»
Sucre..........	39,80	25,00	134,42
Extrait alcoolique. .)			
Extrait aqueux....	2,10	6,50	5,27
Sels. ....)			
Phosphate et mucus.	0,52	0,80	0,24
Albumine........	traces	traces	»
Oxyde de fer......	»	»	0,14

Autre analyse d'urine diabétique,

Par M. Reich.

Sucre.............	43,300
Acide urique.........	1,310
Urée.............	9,700
Mucus............	0,280
Extrait alcoolique......	16,220
Extrait aqueux........	4,363
Chlorure de sodium.....	0,820
Chlorure de potassium...	0,206
Phosphate de potasse....	1,745
Phosphate de chaux.....	0,330
Sulfate de potasse......	0,251
Phosphate de magnésie...	0,023
Silice............	0,032
Eau.............	921,360
	1000,000

Ces divers tableaux sont extraits du *Traité de chimie* de MM. Pelouze et Frémy, tome VI, pages 586, 587, 605 et 606.

Mettons en regard les poids totalisés des substances organiques et inorganiques contenues dans l'urine diabétique et l'urine normale moyenne :

	Urine diabétique (Reich).	Urine normale moyenne (Becquerel).
Eau.	921,360	971,935
Sucre.	43,300	»
Matières organiques.	31,873	21,147
Sels minéraux. . . .	3,467	6,918
	1000,000	1000,000

Ces différences sont fort grandes, et le médecin aura souvent intérêt à analyser quantitativement :

L'eau,

Le sucre,

Les matières organiques,

Les sels minéraux.

Soit une urine de diabétique ; sa densité donnée par l'urinomètre ou pèse-urine est de 1,035.

Le polarimètre nous a révélé une teneur en sucre de 75 gr. 30 par litre.

On prendra 100 cent. cubes d'urine ; évaporer au bain-marie dans une capsule de platine *tarée*, à une température qui ne dépasse pas 110 degrés ; l'évaporation devra être prolongée deux à trois heures au moins.

On emploiera avec avantage une solution saturée de sel de cuisine ordinaire à la température de l'ébullition ; cette température est de 109°,73.

La capsule de platine, que nous supposerons peser 50 gr., sera soutenue au moyen d'un petit triangle au milieu du récipient quelconque qui renferme la solution saturée de sel ; le triangle sera ployé de telle façon que la capsule de platine soit suffisamment enfoncée dans le bain-marie pour que le liquide du bain-marie soit plus élevé que le niveau de l'urine dans la capsule à évaporer. On remettra de temps en temps de l'eau dans le bain-marie si le niveau venait trop à baisser. On évitera ainsi l'achat d'une étuve.

Lorsque l'on supposera que toute l'eau contenue dans l'urine a été évaporée, c'est-à-dire au bout de deux ou trois heures, on la pèsera de nouveau après l'avoir bien essuyée.

Elle pèse 59 gr. 85. Les matières solides contenues dans 100 cent. cubes d'urine pèsent donc 9 gr. 85, puisque la capsule pèse 50 gr.

Faire les cendres comme nous l'avons expliqué en traitant de l'incinération des sucres.

On se servira à cet effet d'un bec de Bunsen à large flamme ou d'une lampe à alcool de Berzélius à double courant d'air. Si l'on voulait se servir d'un fourneau ordinaire à charbon de bois, ne pas oublier de placer la capsule de platine dans un têt en terre réfractaire, parce que si elle était en contact immédiat avec le charbon, elle serait rapidement détériorée. (On pourrait à la rigueur se servir d'une capsule en porcelaine ; ce serait moins onéreux, mais il faudrait prendre bien des précautions pour qu'elle ne se brise pas, car l'opération serait à recommencer. On peut aussi, quand on emploie un feu de charbon, craindre l'introduction des cendres dans la capsule, ce qui fausserait l'analyse.)

La capsule refroidie est pesée de nouveau, soit 50 gr. 35.

Le poids des sels indécomposables est 0,35 ; mais ces sels ont été transformés en sulfates ; devons-nous nous servir encore du coefficient 0,9, comme dans l'analyse d'un sucre ?

Une partie de nos sels consistait en phosphates et sulfates.

On peut supposer que les réactions qui se produisent dans la fabrication du phosphore ont eu lieu lorsque les phosphates étaient imbibés d'acide sulfurique. L'eau de l'acide contribue dans la première phase de l'opération à former des phosphates acides qui dans la deuxième phase sont en contact avec le charbon produit par la décomposition du sucre et des autres matières organiques.

Le sulfate de potasse passe bien à l'état de bisulfate, mais à la chaleur rouge il perd son deuxième équivalent d'acide ; il n'y a donc que la silice qui ne change pas d'état, mais elle existe en si minime proportion que nous adopterons le coefficient 0,9.

0 gr. 35 $\times$ 0.9 = 0 gr. 315 ; les sels minéraux contenus dans nos 100 centimètres cubes d'urine pesaient donc 0 gr. 315.

Récapitulons :

La densité de l'urine était 1,035.

Nos 100 centimètres cubes pesaient donc 103 gr. 50.

Les matériaux solides pesaient 9,85

Soustrayant le poids du sucre 7,53

        il vient 2,32 poids des sels minéraux et des matières organiques.

Les sels pesaient 0 gr. 315, et 2 gr. 32 moins 0 gr. 315 égale 2 gr. 005.

La composition des 100 centimètres cubes d'urine est donc :

Sucre.....................	7,530
Matières organiques...	2,005
Sels minéraux...........	0,315
Eau.......................	93,650
Total égal...	103,500

4

et si l'on veut faire le pour cent en poids :

$$103,5 : 7,530 :: 100 : x = 7,275$$
$$103,5 : 2,005 :: 100 : x = 1,937$$
$$103,5 : 0,315 :: 100 : x = 0,304$$
$$103,5 : 93,650 :: 100 : x = 90,484$$

Total.... 99,990

Le matériel nécessaire pour une semblable analyse n'est pas très-onéreux ; il comporte en plus du polarimètre indispensable :

Une petite balance à trébuchet sensible au centigramme,
Une capsule de platine (ou de porcelaine ?),
Un pèse-urines,
Le bain-marie,
Une pipette jaugée,
Une éprouvette graduée de 100 centimètres cubes,
Une deuxième éprouvette suffisamment profonde pour peser l'urine,
Une lampe à double courant d'air (ou fourneau ?).

Causes des manquants sur les quantités de sucre probables d'après l'analyse des matières premières.

Un fabricant ayant analysé divers échantillons de ses racines prises dans des conditions différentes de mode de culture, de sol et d'exposition, en a déduit une quantité MOYENNE probable de 8 k. 500 de sucre par hectolitre de jus.

Cette quantité 8 k. 5 donnée par une analyse de laboratoire ne doit évidemment pas être considérée comme l'expression exacte du rendement définitif. Trop de causes peuvent surgir qui altéreront cette valeur : défécation incomplète, cuite tardive, pertes inhérentes à une fabrication en grand, les filtres et les vaisseaux employés retenant toujours une certaine quantité de matière. Le résultat final ne doit cependant pas offrir un écart trop grand avec le chiffre calculé, si les diverses opérations ont été *moyennement* bien conduites. Une trop forte diminution de produits au contraire correspond à des vices de fabrication.

Comment les reconnaître ?

Est-ce manque de propreté, d'où une formation de sucre incristallisable ? est-ce par suite de l'introduction dans les sirops d'une certaine quantité de sels immobilisateurs du sucre, comme il peut arriver, par exemple, dans une défécation au moyen de la chaux, si les filtres ne retenaient pas cette chaux, ou si le noir animal *impur* dont on s'est servi abandonnait lui-même une certaine quantité de sels ?

Nous supposons que le fabricant n'a retiré que 7 k. 250 de sucre par hectolitre de jus, soit un manquant de 1 k. 250 ou 14,70 pour cent de perte.

Formation de glucose.

Une certaine quantité de sucre s'est-elle transformée en glucose qui a immobilisé lui-même un poids de sucre égal au sien ? Nous supposons que le jus ne contenait pas de glucose à l'origine, lors du pressage, ce qui est le cas ordinaire pour les betteraves.

Prélever sur la mélasse (ou plutôt sur les mélasses évacuées dans chaque opération successive), prélever un échantillon de 10 gr.

Cet échantillon, dissous dans 100 ou 200 centimètres cubes d'eau distillée, est traité, comme nous l'avons dit pour le dosage du glucose, au moyen de la liqueur de Fehling.

Le dosage nous accuse la présence de 0 gr. 27 de glucose ; nous n'avions employé que 10 gr. de mélasse ; c'est donc 2 gr. 7 de glucose pour cent.

En 1866, pour une production de sucre de 230 à 240 millions de kilos qui aurait pu s'élever à 3 ou 400 millions si la récolte avait complétement réussi, on obtenait un chiffre de 200 millions de kilogrammes de mélasses, c'est-à-dire que le résidu mélasse était au produit sucre comme 0,83 est à 1.

Notre analyse nous a révélé 2 gr. 7 pour cent de glucose dans nos mélasses, et 0,83, rapport de la quantité de mélasse à celle de sucre, multiplié par 2,7, quantité pour cent de glucose, donne 2 gr. 241.

Nous aurions dû produire 102 gr. 241 de sucre pour une certaine quantité de jus, nous n'en avons retiré que 100 gr.

Notre production par hectolitre de jus a été 7 k. 250.

$$100 : 7 \text{ k. } 250 :: 2 \text{ gr. } 241 : x = 162 \text{ gr. } 47.$$

Et comme on peut admettre qu'un certain poids de glucose immobilise un poids équivalent de sucre, le manquant justifié devient $162,47 \times 2 = 324$ gr. 94 ; défalquant de 1250 gr., il reste un manquant de 907 gr. 06 par hectolitre de jus, dont il faut reconnaître la cause.

Notons cependant que la quantité moyenne de mélasse par rapport à la production de sucre est le plus souvent 0,50. Le manquant expliqué serait alors 98 gr. 87 $\times$ 2 = 196 gr. 94.

Le fabricant connaît du reste les nombres d'hectolitres de jus mis en œuvre et d'hectolitres de mélasses résidu de sa fabrication ; il devra employer dans son calcul le chiffre qui exprime le rapport vrai entre ces deux produits.

Dosage de la chaux.

En principe, la chaux ne préexiste pas dans les jus filtrés et clairs ; la pulpe seule renferme dans son tissu toute la chaux qui existe dans la betterave ; si le mode d'analyse que nous allons décrire en révèle une certaine quantité dans nos mélasses, c'est que les jus n'ont pas été convenablement filtrés à l'origine, ou que, après traitement calcique, la chaux n'a pas été précipitée par une carbonatation convenable, ou bien encore que des noirs impurs ont abandonné les sels de chaux qu'ils contenaient accidentellement. Nous nous servirons du procédé hydrotimétrique de MM. Henry et Boutron.

Si une eau renferme de la chaux soit libre, soit à l'état de sel, elle dissout moins bien le savon qu'une eau complétement pure, c'est-à-dire qu'il faut dépenser inutilement une certaine quantité de savon avant de produire le phénomène de la mousse, le savon employé s'étant porté sur la chaux ou sur le sel de chaux pour former un savon calcaire, et le phénomène n'apparaîtra que lorsque toute la chaux aura été neutralisée par le savon.

Disons encore, bien que cela ne fasse pas tout à fait partie de notre sujet, puisque nous traitons de l'analyse et non de la fabrication des sucres, que le dosage de la chaux contenue dans les eaux que l'on ajoute en certaines circonstances soit aux jus directs, soit pour la refonte des sucres, aura quelquefois son utilité.

On n'emploiera pas indifféremment telle eau trop chargée de sels calcaires, si la nécessité ne vous y contraint pas, puisqu'on introduirait ainsi des éléments immobilisateurs de sucre.

Nous empruntons au *Traité de chimie générale* de MM. Pelouze et Fremy quelques exemples de la teneur calcaire d'eaux puisées à une certaine époque en des localités différentes.

Le nombre de dégrés hydrotimétriques indique un nombre d'hectogrammes de savon dépensés en pure perte avant de produire le phénomène de la mousse dans une quantité de 1 mètre cube d'eau.

Provenance.	Degré hydrotimétrique.
Eau distillée.	0°
— de neige recueillie à Paris	2°,5
— de pluie recueillie à Paris	3°,5
— de l'Allier à Moulins	3°,5
— de la Garonne à Toulouse.	4°,5
— de la Loire à Tours.	5°,5
— du puits de Grenelle	9°,0

Eau de la Somme.	13°,5
— du Rhône.	14°,0
— de la Saône.	15°,0
— de la Seine à Ivry.	15°,0
— de la Seine à Chaillot.	23°,0
— de l'Escaut à Valenciennes	24°,5
— d'Arcueil	28°,0
— du canal de l'Ourcq.	30°,0
— des Prés-Saint-Gervais	72°,0
— de Belleville.	128°,0

Un mètre cube d'eau de Belleville absorberait donc inutilement 12ᵏ,8 de savon, ce qui représente une quantité d'environ 80 grammes de chaux par mètre cube.

La liqueur dont nous nous servirons, et dont la composition est notée page 22, est étendue au double de la liqueur de MM. Henry et Boutron; on obtient ainsi plus de précision.

Le jus sucré dont on veut connaître la teneur en chaux est, soit un jus obtenu directement au pressage, soit l'échantillon normal de 10 grammes de sucre ou mélasse dissous dans une quantité d'eau telle que le volume total soit de 100 centimètres cubes.

Les essais s'exécutent au moyen d'un flacon jaugé à 10, 20, 30 et 40 centimètres cubes, et d'une burette graduée désignée sous le nom d'hydrotimètre.

L'hydrotimètre a un double zéro; la quantité de liqueur comprise entre les deux zéros représente la petite quantité nécessaire pour produire le phénomène de la mousse *dans l'eau distillée;* les degrés à partir du deuxième zéro sont les vrais degrés hydrotimétriques; la burette est généralement divisée en dixièmes de centimètre cube.

On verse dans le flacon d'essai une quantité de 10 centimètres cubes du liquide à essayer au moyen d'une pipette jaugée; compléter jusqu'à la marque 40 centimètres cubes *avec de l'eau distillée.*

Verser avec précaution et par petites quantités la liqueur hydrotimétrique dans le jus sucré du flacon d'essai que l'on agite vivement chaque fois, jusqu'à ce que la mousse se produise, mais d'une façon persistante; la couche de mousse doit être d'un demi-centimètre d'épaisseur environ et persister dix minutes au moins avant de s'affaisser.

On lit alors sur la burette la quantité de liqueur hydrotimétrique dépensée : soit quatorze cent. cubes. Or, un cent. cube décèle 0 gr. 000114 de chaux, et 0,000114 × 14 = 0,001596; mais nous avons opéré sur 10 centimètres cubes seulement de jus sucré; multipliant par 10 pour avoir la teneur sur 100 centimètres cubes, on trouve 0,01596; mais notre liquide ne contenait que 10 grammes matière sucrée sur 100 centimètres cubes de ce volume. Il faut encore multiplier par 10 pour avoir la teneur en chaux de 100 grammes matière sucrée, soit 0 gr. 1596, ou 159 gr. 60 sur 100 kilogrammes de matière.

N'oublions pas que dans l'exemple choisi la quantité de mélasse est à la quantité de sucre produit comme 0,83 est à 1, et 159 gr. 60 $\times$ 0,83 = 132,46; multipliant ce dernier nombre par le coefficient 3,73, il vient 494 gr. 07 : c'est la quantité de sucre que la chaux a immobilisée; notre manquant non encore justifié était de 907 gr. 06, et 907,06 — 494,07 = 412 gr. 99. Ce dernier manquant n'est pas justifié en apparence, mais on peut remarquer que nous n'avons parlé que de *chaux libre*, et qu'en réalité cette chaux s'est combinée avec tel ou tel acide pour former un sel soluble dont le poids est supérieur à celui de la chaux libre, ce qui implique l'immobilisation d'une quantité proportionnelle de sucre.

Les expériences nécessaires pour déterminer la nature du sel formé sont plus compliquées; nous n'avons pas à les décrire dans ce travail élémentaire.

On voit cependant que les deux principales causes du manquant ont été élucidées.

NOTES COMPLÉMENTAIRES

—

Distillation.

Dans les essais de laboratoire, 55 litres d'alcool représentent 100 kilog. de sucre cristallisable ; 100 grammes de sucre ou de mélasse à analyser, fondus ou délayés dans l'eau de manière à donner un litre de dissolution, mis en fermentation (1), donnent un liquide fermenté dont la richesse en alcool déterminée par la distillation et l'alcoomètre indique le rendement par 100 kilogrammes des matières sucrées mises en analyse.

Ainsi, si la distillation accuse dans ce liquide une richesse alcoolique de 3 0/0, le rendement de la matière sucrée sera de 30 litres d'alcool à 100° pour 100 kilogrammes de la matière analysée.

On en conclura la quantité de sucre par la règle suivante :

$$\frac{100 \times 30}{55} = 54 \text{ kil. } 54 \text{ sucre.}$$

Il suffit, pour déterminer la richesse en alcool du liquide fermenté, d'en prendre un volume déterminé, soit par exemple deux décilitres, de distiller dans l'appareil Salleron jusqu'à ce que l'on ait obtenu un décilitre de produit distillé, et de constater la richesse alcoolique de ce liquide, en prenant la précaution de faire les corrections de température suivant les tables de Gay-Lussac. La richesse de ce liquide ainsi constatée à l'alcoomètre, divisée par 2, représente la richesse alcoolique du liquide fermenté.

Dosage du chlore.

On a quelquefois besoin de doser le chlore des chlorures terreux contenus dans les jus, sucres et mélasses. Ce dosage peut donner d'utiles

---

(1) Pour mettre en fermentation, on ajoute à la matière sucrée, étendue de façon à représenter un litre de dissolution, un cinquième de son poids de levûre de bière, soit 20 grammes de levûre de bière pour 100 grammes de sucre ou mélasse. Le mélange est abandonné à lui-même dans un lieu chauffé à 20 ou 25 degrés, jusqu'à ce que le dégagement d'acide carbonique ait cessé. Toute la matière sucrée s'est alors transformée en alcool.

indications à l'agriculteur pour la préparation des terres livrées à la culture de la betterave. Voici comment on procède :

Comme précédemment, on prend soit une quantité de 10 centimètres cubes de jus obtenu directement au pressage, soit un échantillon de 10 gr. sucre ou mélasse étendu d'eau, de façon à former un volume de 100 centimètres cubes. *La solution doit être neutralisée*, page 26. (Nous avons répété bien des fois cette manière de préparer les solutions d'essai ; le lecteur a compris que si, pour plusieurs natures d'essais, il a besoin d'une quantité de liqueur supérieure à 100 centimètres cubes, il devra prendre 20, 30 grammes, etc., de sucre ou de mélasse dissous dans l'eau distillée, de façon à compléter le volume à 200, 300 centimètres cubes, etc.)

Si ces liqueurs étaient un peu trop colorées, l'opérateur étendra la quantité qu'il veut employer comme prise d'essai avec de l'eau distillée, de façon que s'il y verse quelques gouttes de la solution de chromate neutre de potasse (page 23), le liquide accuse une couleur jaune-clair bien franche.

Un centimètre cube de la solution d'azotate d'argent (page 22) précipite 0 gr. 01 de chlore.

Si l'on verse au moyen d'une burette jaugée de petites quantités de cette liqueur argentifère dans la solution mise en analyse, on voit se produire un précipité rouge vif de chromate d'argent, qui se redissout par l'agitation en présence du chlore contenu dans le liquide tant qu'il reste du chlore libre, qui persiste au contraire lorsqu'il n'y a pas ou qu'il ne reste plus de chlore libre.

On lit alors le nombre de centimètres cubes ou de fractions de centimètre employés, et l'on en déduit la quantité de chlore ou chlorures de l'échantillon.

Soit 10 gr. mélasse étendue dans un volume quelconque d'eau distillée.

On a dépensé 8cc,7 de liqueur d'azotate d'argent ; les 10 gr. échantillon renfermaient 0 gr. 087 de chlore, ce qui fait 0 gr. 87 de chlore pour cent grammes d'échantillon.

L'Osmose.

Soit un tube en verre ou en métal ouvert des deux bouts ; on ferme l'un de ces bouts avec une membrane de parchemin dont les bords relevés autour du tube sont solidement assujettis ; un liquide versé dans le tube y reste ; la membrane, quoique douée d'une certaine perméabilité, n'est pas assez perméable pour permettre la filtration.

Si le tube étant vide encore, on l'enfonce du côté fermé dans un vase renfermant un liquide quelconque, de l'eau par exemple, cette eau ne pénétrera pas davantage dans l'intérieur du tube à travers la membrane, quoiqu'il y ait pression de bas en haut; mais si l'on met dans le tube un autre liquide *plus dense* que l'eau, une solution sucrée, voici ce qui se produira :

Deux courants s'établiront entre les liquides, malgré la membrane qui les sépare; le premier, celui d'endosmose, le plus énergique, ira du li·quide le moins dense vers le liquide le plus dense; le second, celui d'exos-mose, se produira en sens inverse.

Au bout d'un certain temps, les liqueurs se trouveront mélangées en proportions égales, et tout courant cessera.

Ce phénomène, découvert en 1826 par M. Dutrochet, a reçu le nom d'endosmose.

Mais, ainsi que l'a reconnu le premier M. Dubrunfaut, si le liquide le plus dense renferme plusieurs substances solubles, ces substances passe-ront, se diffuseront dans un certain ordre dit de diffusibilité et variant selon les substances; les chlorures passeront plus que les azotates, les azotates plus que les sucres, etc., les sels de chaux moins que tous les autres sels.

Les substances solubles du tube passeront dans le grand vase et seront remplacées par une certaine quantité d'eau, et ainsi de suite jusqu'à ce que la densité moyenne des deux liquides soit ramenée à l'égalité.

Si, comme l'a fait M. Dubrunfant, on met dans le tube une mélasse, c'est-à-dire une certaine quantité de sucre cristallisable mélangée d'eau et de sels dont la présence a empêché la cristallisation du sucre dans les opérations précédentes, ces sels, plus diffusibles que le sucre, passe-ront en plus grande quantité que lui dans le grand vase et seront rem-placés dans le tube par une certaine quantité d'eau; mais alors la mé-lasse soumise à une nouvelle cuite laissera cristalliser une quantité de sucre équivalente à celle que les sels qu'elle a perdus avaient immobi-lisée.

L'échange est facilité par la chaleur.

M. Dubrunfaut, que l'on est sûr de rencontrer lorsqu'il y a un progrès industriel à réaliser, a inventé un appareil spécial, l'OSMOGÈNE, qui permet aujourd'hui au fabricant de produire en plus grande quantité, en moins de temps et moins cher. (1).

« Dans l'osmogène, en effet, on trouve, comme dans l'endosmomètre de Dutrochet, deux réservoirs séparés au moyen d'une paroi perméable par endosmose.

« L'un de ces réservoirs contient la mélasse ou le sirop; l'autre réser-

---

(1) M. Dubrunfaut, *l'Osmose*. Gauthier-Villars, quai des Grands-Augustins, 55.

voir est rempli d'eau ordinaire ; la paroi perméable qui sépare les deux liquides est en papier-parchemin.

« Chaque réservoir est constitué par un cadre de bois de 1 mètre de largeur sur 0ᵐ,68 de hauteur et 0ᵐ,015 à 0ᵐ,02 d'épaisseur ; quatre barrettes transversales en bois divisent l'intérieur du cadre en cinq compartiments qui communiquent entre eux au moyen d'ouvertures pratiquées dans chaque traverse, de manière à établir une circulation.

« Sur chaque face du cadre sont fixées des feuilles de papier-parchemin soutenues par des cordes minces.

« En faisant entrer la mélasse par la partie inférieure, elle monte en serpentant dans les cinq compartiments du cadre et sort par la partie supérieure.

« Un second cadre, exactement disposé comme le précédent, mais rempli d'eau, est juxtaposé au premier, de manière que la même feuille de papier-parchemin serve de séparation aux deux cadres et par conséquent aux deux liquides. Ce système constitue ce que l'on pourrait appeler un élément ou couple de l'osmogène ; mais, comme sa surface active ne permettrait pas de traiter de grandes quantités de mélasses, M. Dubrunfaut réunit les uns à côté des autres un grand nombre de doubles cadres (25 pour l'eau et 25 pour la mélasse), qui fonctionnent simultanément et qui, par conséquent, donnent un rendement proportionnel au nombre de cadres employés ; c'est l'ensemble de tous ces cadres qui constitue l'osmogène.

« La seule condition à remplir pour que l'appareil marche avec succès, c'est que tous les cadres à mélasse et tous les cadres à eau puissent se remplir et se vider simultanément, comme si l'on n'opérait que sur un seul couple.

« A cet effet, chaque cadre porte deux ouvertures à la partie supérieure et deux à la partie inférieure. Dans les cadres à mélasse, l'ouverture inférieure de droite, par exemple, communique par un petit canal pratiqué dans l'épaisseur du cadre avec le premier compartiment, et le dernier compartiment est mis en rapport par un petit canal semblable avec l'ouverture supérieure de gauche, les deux autres ouvertures restant complétement isolées de l'intérieur du cadre.

« Dans les cadres à eau, on rencontre la même disposition, avec cette différence que c'est l'ouverture inférieure de gauche qui est percée et que c'est l'ouverture de droite qui est en rapport avec le dernier compartiment.

« Dans la réunion de tous les cadres qui composent l'osmogène, les ouvertures supérieures et inférieures forment par leur juxtaposition des canaux ou tubes horizontaux ; dans le tube inférieur de droite se trouvent toutes les ouvertures correspondant avec les cadres à mélasse, de sorte qu'en faisant arriver la mélasse par ce canal, tous les cadres à mélasse se remplissent simultanément. Ils se vident de même par le canal supérieur de gauche, où viennent aboutir les ouvertures de tous les compartiments inférieurs. La même disposition s'applique aux cadres à eau.

« On arrive donc ainsi à produire un écoulement continu de mélasse et d'eau dans l'osmogène, les deux liquides étant toujours séparés pendant leur parcours par la membrane en parchemin (1). »

On peut considérer la mélasse à sa densité normale comme un composé défini formé de :

50 de sucre cristallisable,

20 d'eau,

30 de sels organiques ou inorganiques.

L'incinération donne 13 gr. 5 de cendres ou substances purement minérales indécomposables par le feu.

Or, $\dfrac{50}{3,73} = 13,5$ à peu près ; on comprend que cette mélasse retienne le sucre cristallisable ; mais si nous enlevons par l'osmose 8 gr. par exemple de sels minéraux et 3 gr. seulement de sucre dans les eaux d'exosmose par suite de moins grande diffusibilité du sucre, nous aurons :

D'une part, 50 gr. sucre — 3 gr. = 47 gr. de sucre qui restent dans la mélasse osmosée ;

D'autre part, 8 gr. sels $\times$ 3,73 = 29 gr. 84 de sucre régénéré sur les 50 gr. qui existaient primitivement dans la mélasse ou 59,68 pour cent.

Le fabricant a donc intérêt à se servir de l'osmogène, qui opère une véritable analyse de ses produits ; sa production est plus grande ; il perd moins de temps ; les cristallisations successives demandent plus de temps en effet qu'une simple opération d'osmose, la cuite et la cristallisation des sirops.

On dépense moins ; les pertes de temps dans les différents séjours en citernes se traduisent par des pertes d'argent ; puisqu'un certain capital a été immobilisé, on a perdu l'intérêt de ce capital pendant la durée de cette immobilisation.

On a encore gagné de l'argent, puisque les mélasses traitées par l'osmogène rendent plus de sucre à une première cuite que dans les cuites successives que l'on pourrait leur faire subir après séjour en citerne.

Ces cuites successives ont dépensé aussi plus de combustible que celui dépensé pour la chauffe de l'osmogène et la cuite qui a suivi.

Tout engage donc le fabricant à employer l'osmogène : plus grands

(1) Pour la mise en train et l'entretien de l'appareil, consulter *l'Osmose*, de M. Dubrunfaut (Gauthier-Villars).

rendements, produits plus purs, moins de dépenses, et il est difficile de s'expliquer pourquoi il n'a pas été encore universellement adopté.

Que nos lecteurs veuillent bien s'adresser à ceux de leurs confrères qui ont monté l'osmogène dans leurs fabriques, qu'ils veuillent lire attentivement *l'Osmose et ses Applications industrielles*, de M. Dubrunfaut, et nul doute que, mieux éclairés sur leurs véritables intérêts, ils ne recourent de suite à un procédé qui constitue une véritable révolution dans l'industrie sucrière.

TABLES

POUR L'ANALYSE OPTIQUE

Dans la lumière blanche et dans la lumière homogène jaune

DES SUCRES DE CANNE ET DE DIABÈTE

Le Polarimètre Hofmann donne la minute d'arc; aux tableaux indiquant par chaque degré de rotation la valeur en sucre d'un litre de la liqueur examinée, nous adjoindrons un petit tableau supplémentaire donnant la valeur de la concentration par chaque minute d'arc de 1′ à 10′, et pour les diverses longueurs de tubes.

SUCRE DE CANNE

Table pour l'emploi comme saccharimètre dans la lumière blanche.

LONGUEURS des tubes.	100 millimètres.	200 millimètres.	300 millimètres.
Angles de rotation.	Concentration pour un litre de liquide.		
1°	14^{gr},08	7^{gr},04	4^{gr},69
2°	28 16	14 08	9 38
3°	42 24	21 12	14 08
4°	56 32	28 16	18 77
5°	70 40	35 20	23 46
6°	84 48	42 24	28 16
7°	98 56	49 28	32 85
8°	112 64	56 32	37 64
9°	126 72	63 36	42 24
10°	140 80	70 40	46 93
1'	0^{gr},2346	0^{gr},1173	0 ,0781
2'	0 4692	0 2346	0 1562
3'	0 7038	0 3519	0 2343
4'	0 9384	0 4692	0 3124
5'	1 1730	0 5865	0 3905
6'	1 4076	0 7038	0 4686
7'	1 6422	0 8211	0 5467
8'	1 8768	0 9384	0 6248
9'	2 1114	1 0557	0 7029
10'	2 3460	1 1730	0 7810

Exemple :

On a observé un angle de 7° 30' avec le tube de 200 millimètres.

Concentration pour 7° =	49,2800
Concentration pour 30' = 3' × 10 =	3,5190
Concentration pour 0' =	1,0557
Total.	53,8547

Et si l'on avait dû ajouter pour décolorer $\frac{1}{7}$ d'acétate de plomb, $\frac{1}{7}$ en plus : **5,38547**

Concentration pour un litre............ **59,24017**

LUMIÈRE JAUNE

Comme nous l'avons dit plus haut, les lumières artificielles, gaz, bougie, ne sont pas parfaitement blanches; la lumière du ciel, qu'elle provienne d'un pointage sur le ciel bleu, sur des nuages ou sur un mur blancs, varie avec les heures de la journée et certaines circonstances de température et de saturation de vapeur d'eau; il vaudra donc *toujours* mieux se servir de la lumière homogène jaune obtenue par l'évaporation d'une perle de chlorure de sodium ou de sulfate de soude dans la flamme d'une lampe à gaz ou à alcool.

Recommandons à cet effet une petite lampe spéciale établie par M. Hofmann, corps en cuivre et cheminée de cristal (7 fr. 75 c.).

Table pour l'emploi comme saccharimètre dans la lumière jaune.

ANGLES de rotation.	100mm	200mm	300mm	ANGLES de rotation.	100mm	200mm	300mm
1°	15gr,06	7gr,53	5gr,02	26°	391gr,46	195gr,73	130gr,49
2°	30 11	15 06	10 04	27°	406 51	203 26	135 50
3°	45 17	22 59	15 06	28°	421 56	210 78	140 52
4°	60 22	30 11	20 07	29°	436 62	218 81	145 54
5°	75 28	37 64	25 09	30°	451 68	225 84	150 56
6°	90 34	45 17	30 11	31°	466 74	233 87	155 58
7°	105 39	52 69	35 13	32°	481 80	240 90	160 60
8°	120 45	60 22	40 15	33°	496 85	248 42	165 62
9°	135 51	67 75	45 17	34°	511 90	255 95	170 63
10°	150 56	75 28	50 19	35°	526 96	263 48	175 65
11°	165 62	82 81	55 21	36°	542 02	271 01	180 67
12°	180 68	90 34	60 23	37°	557 08	278 54	185 69
13°	195 73	97 86	65 24	38°	572 13	286 07	190 71
14°	210 78	105 39	70 26	39°	587 19	293 60	195 73
15°	225 84	112 92	75 28	40°	602 24	301 12	200 75
16°	240 00	120 45	80 30	41°	617 30	308 65	205 77
17°	255 95	127 98	85 32	42°	632 35	316 18	210 79
18°	271 01	135 51	90 34	43°	647 41	323 71	215 80
19°	286 07	143 03	95 36	44°	662 46	331 23	220 82
20°	301 12	150 06	100 37	45°	677 52	338 78	225 84
21°	316 18	158 09	105 39	46°	692 57	346 29	230 86
22°	331 23	165 62	110 41	47°	707 63	353 81	235 88
23°	346 29	173 15	115 43	48°	722 68	361 34	240 90
24°	361 34	180 68	120 45	49°	737 74	368 88	245 91
25°	376 40	188 20	125 47	50°	752 80	376 40	250 93
1'	0gr,2510	0gr,1255	0gr,0837	6'	1gr,5060	0gr,7530	0gr,5022
2'	0 5020	0 2510	0 1674	7'	1 7570	0 8785	0 5859
3'	0 7530	0 3765	0 2511	8	2 0080	1 0040	0 6696
4'	1 0040	0 5020	0 3348	9	2 2590	1 1295	0 7533
5'	1 2550	0 6275	0 4185	10	2 5100	1 2550	0 8370

Même mode d'opérer que plus haut.

L'observateur se servira plus commodément de la graduation spéciale en grammes et fractions de gramme, qui lui évitera tout calcul.

Il reste bien entendu qu'elle n'a été calculée que pour la lumière jaune, pour le sucre de canne, et pour l'emploi du tube de 200 millimètres.

SUCRE DE DIABÈTE

Table pour l'emploi comme diabétomètre dans la lumière blanche.

LONGUEURS des tubes.	100 millimètres.	200 millimètres.	300 millimètres.
Angles de rotation.	Concentration pour un litre de liquide.		
1°	18gr, 55	9gr, 28	6gr, 18
2°	37 10	18 55	12 37
3°	55 65	27 82	18 55
4°	74 20	37 10	24 73
5°	92 75	46 37	30 92
6°	111 30	55 65	37 10
7°	129 85	64 92	43 28
8°	148 40	74 20	49 37
9°	166 95	83 47	55 65
10°	185 50	92 75	61 83
1'	0gr, 3092	0gr, 1546	0gr, 103
2'	0 6184	0 3092	0 206
3'	0 9276	0 4638	0 309
4'	1 2368	0 6184	0 412
5'	1 5460	0 7730	0 515
6'	1 8552	0 9276	0 618
7'	2 1644	1 0822	0 721
8'	2 4736	1 2368	0 824
9'	2 7828	1 3914	0 927
10'	3 0920	1 5460	1 030

Si, au lieu de faire les calculs comme il a été expliqué pour le sucre de canne (lumière blanche), on préfère se servir de la *graduation spéciale en grammes*, multiplier par le coefficient 1,31 le chiffre donné par cette graduation.

Table pour l'emploi comme diabétomètre dans la lumière jaune.

LONGUEURS des tubes.	100 millimètres.	200 millimètres.	300 millimètres.
Angles de rotation.	Concentration pour un litre de liquide.		
1°	19gr,84	9gr,92	6gr,61
2°	39 68	19 84	13 23
3°	59 52	29 76	19 84
4°	79 36	39 68	26 45
5°	99 20	49 60	33 07
6°	119 04	59 52	89 68
7°	138 88	69 44	46 29
8°	158 72	79 36	52 91
9°	178 56	89 28	59 52
10°	198 40	99 20	66 13
1'	0gr,3306	0gr,1653	0gr,1116
2'	0 6612	0 3306	0 2232
3'	0 9918	0 4959	0 3348
4'	1 3224	0 6612	0 4464
5'	1 6530	0 8265	0 5580
6'	1 9836	0 9918	0 6696
7'	2 3142	1 1571	0 7812
8'	2 6448	1 3224	0 8928
9'	2 9754	1 4877	1 0044
10'	3 3060	1 6530	1 1160

Même observation que pour la lumière blanche : multiplier le chiffre de la graduation spéciale en grammes par 1,3 seulement.

FIN

TABLE DES MATIÈRES

277

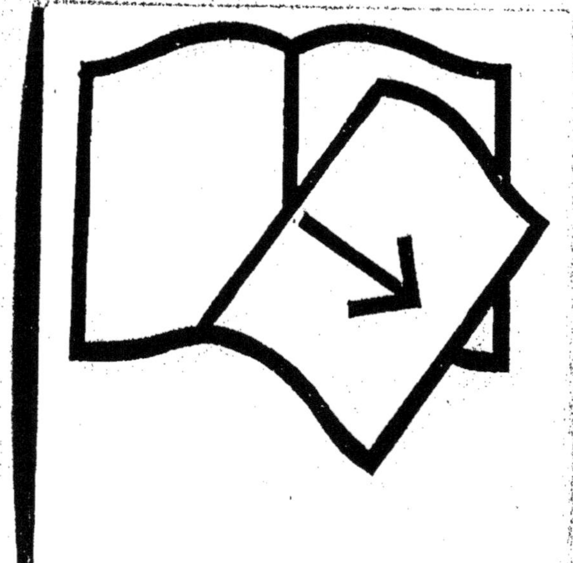

Documents manquants (pages, cahiers...)
NF Z 43-120-13